Maurizio Bruni   Emanuela Bruni

L'invalidità Civile

nella pratica del
Medico di Famiglia

MNAMON

Introduzione

Gli autori di questo breve testo svolgono attività di presidenti di Commissione invalidi nelle ASL di Lecco, Como e Milano Città. Uno degli autori è anche Medico di Famiglia.

Il desiderio di scrivere queste brevi note, sintetiche e non dottrinarie, nasce dalla constatazione che molto spesso i pazienti si presentano privi di certificazione adeguata o, all'opposto, con plichi enormi di documenti inutili.
È quindi prezioso il lavoro preliminare del proprio Medico di Fiducia, che è il solo in grado di preparare al meglio una pratica comunque delicata, e la migliore modalità di preparazione è appunto ciò che vorremmo riuscire a esplicitare in queste pagine.
Particolare attenzione è poi data alle nuove modalità di presentazione e trattazione delle pratiche tramite l'INPS, pur consci che per esse vi è un continuo divenire e aggiornamento: prossimamente (così sembra) in alcune regioni tutto potrebbe passare all'INPS, e comunque le Commissioni Invalidi nelle ASL modificheranno il loro modo di lavorare, con l'eliminazione sostanziale della documentazione cartacea. È quindi ancora più importante che la presentazione del medico sia effettuata al meglio, per consentire al cittadino di ottenere i propri diritti, e alle commissioni di lavorare con maggior efficienza.

Ci sembra doveroso ringraziare qui tutti coloro che, a vario titolo, ci hanno sostenuto nella redazione di questo breve testo, e ci hanno profuso suggerimenti per migliorarlo: in specie riteniamo di dover ricordare il Presidente dell'Ordine di Milano, Dott. Roberto Carlo Rossi, il responsabile della Medicina Legale dell'ASL di Milano Città, Dott. Antonio Vitello, il dott. Enzo Lucchini, già Consigliere Regionale, Presidente della III Commissione e DG dell'ASL di Lecco, e il dott. Ugo Tamborini che ci hanno dato utili consigli, ma anche tutti i colleghi che in questi anni hanno lavorato con noi nelle Commissioni Invalidi e il personale di segreteria: grazie per il vostro prezioso impegno!

In questo ringraziamento comprendiamo tutti gli altri colleghi che ci hanno aiutato con suggerimenti e osservazioni, scusandoci se non li citiamo uno per uno!

Un grande ringraziamento va poi a Sara Ticozzi per il disegno della copertina.

Premessa

L'invalidità civile costituisce una parte molto importante dell'attività medicolegale delle ASL, ma talvolta appare un po' trascurata nell'attività (e nella preparazione) del Medico di Famiglia.

Ogni pratica nasce, in ultima analisi, da un Medico che prepara una relazione (definita certificazione, ma senza reali valenze certificatorie [= pro certo]: meglio sarebbe denominarla "presentazione clinica" o con denominazioni simili) sullo stato di salute del proprio paziente; tale documentazione viene trasmessa per via telematica all'INPS dal medico stesso; in non pochi casi è addirittura lo stesso curante che suggerisce di aprire una procedura di IC, redige la certificazione e indirizza il paziente.

Nello svolgimento di questa attività si osserva come sia gravemente carente un utile rapporto fra il Medico e le Commissioni, col risultato che la preparazione della pratica è troppo spesso approssimativa, imprecisa, se non francamente svolta in modo magari volonteroso ma errato. Questo –bisogna riconoscerlo- senza colpa del medico di famiglia, ma proprio a causa della mancata conoscenza delle modalità di svolgimento della commissione, delle sue necessità, delle sue stesse finalità: del resto siamo a conoscenza del fatto che solo in rari casi le ASL hanno organizzato utili corsi in materia di IC per i medici.

Risultato di questa incomprensione è il vedere pratiche francamente inutili, o mal preparate, accanto ad altre perfettamente in grado di far comprendere alla commissione ciò che realmente le serve: cioè una valutazione globale della situazione reale del paziente al momento della presentazione della domanda.

Da qui, tempi lunghi, accertamenti magari ripetuti, fino a non poter riconoscere –può perfino accadere- al cittadino i propri diritti, almeno in una prima fase.

Vogliamo proporre in pochissime pagine, e senza non necessari approfondimenti accademici, come si svolge una seduta di commissione, come va preparato il proprio paziente, come, magari, va accompagnato, allo scopo di rendere più agevole –e semplice- il lavoro della commissione stessa, ma il tutto, lo si ripete, con lo scopo di garantire il diritto del cittadino invalido.

Ricordiamo infine che sono sempre possibili modifiche alla normativa, e che quindi alcuni dati qui contenuti (ad esempio i limiti di reddito, ma anche le stesse tabelle per la valutazione dell'invalidità) vanno intesi come attuali.

Cominciamo quindi a conoscere meglio cos'è "l'invalidità civile".

L'invalidità civile – principi generali

L'istituzione di particolari tutele assistenziali rivolte a cittadini invalidi può essere fatta risalire addirittura alla R. Legge 10.6.1940 n. 932, che prevedeva particolari interventi di sostegno per chi era affetto da postumi di poliomielite.

Senza entrare in dettagli inutili sulle infinite leggi, circolari, DL. ecc., si può affermare che, mentre le basi di una peculiare attenzione agli invalidi sono riscontrabili già nella Costituzione Italiana agli articoli 2, 32 e 38[1], la prima concreta norma di tutela degli invalidi civili è contenuta solo nella legge 30 marzo 1971, n. 118.

In essa si da' all'art. 2 una chiara definizione di invalido civile, con le distinzioni e differenze con altre categorie di invalidi:

"Agli effetti della presente legge, si considerano mutilati ed invalidi civili i cittadini affetti da minorazioni congenite o acquisite, anche a carattere progressivo, compresi gli irregolari psichici per oligofrenie di carattere organico o dismetabolico, insufficienze mentali derivanti da difetti sensoriali e funzionali, che abbiano subìto una riduzione permanente della capacità lavorativa non inferiore a un terzo o, se minori di anni 18, che abbiano difficoltà persistenti a svolgere i compiti e le funzioni proprie della loro età". La legge esclude poi dal novero degli invalidi civili i cittadini i quali presentino invalidità dovuta a cause di lavoro, servizio, guerra (o, per l'esattezza, le loro menomazioni conseguenti). Naturalmente nulla esclude

---

1   La Repubblica riconosce e garantisce i diritti inviolabili dell'uomo ... (art. 2)

La Repubblica tutela e garantisce la salute come fondamentale diritto dell'individuo... (art. 32)

Ogni cittadino inabile al lavoro e sprovvisto dei mezzi necessari per vivere ha diritto al mantenimento e all'assistenza sociale... (art. 38)

che un invalido INAIL possa essere riconosciuto anche invalido civile per altre infermità differenti.

Si sono quindi succedute numerose leggi, che hanno meglio definito il quadro, assai complesso: qui ricordiamo solo le principali (si omettono, per carità, le innumerevoli circolari).

- **Legge 118/1971 e DL 509/88 (Istituzione dell'IC)**
- **Legge 18/81, 508/88 (indennità di accompagnamento)**
- **Legge 289/1990 (indennità di frequenza per i minori)**
- **DM 5 febbraio 1992 (tabella di legge)**
- **Legge 104/92 (handicap)**
- **Legge 68/99 (collocamento lavorativo)**
- **Leggi 406/68, 508/88, 382/70 e 138/2001 (cecità civile)**
- **Leggi 381/70, 854/73 e 508/88 (sordità civile o sordo prelinguale)**

Questi vari aspetti saranno meglio osservati nei rispettivi capitoli ricordando che il panorama delle leggi è assolutamente variegato, come si vede.

Per comprendere gli scopi delle leggi e, soprattutto, per garantire a ogni cittadino la tutela dei propri diritti, è necessario conoscere alcuni principi basilari.

L'invalidità civile viene riconosciuta (se esistente) sulla base di alcune tabelle (DM 5 febbraio 1992) e successive modificazioni e integrazioni.

Queste tabelle riguardano, è doveroso precisarlo, solo patologie croniche.

Altre infermità (pregresse o in atto) non concorrono alla determinazione del quadro di IC; in particolare non concorrono alla determinazione dell'invalidità civile le menomazione conseguenti alle patologie tutelate dalle leggi relative all'infortunio sul lavoro o di guerra.

Gli Invalidi civili sono classificabili in quattro categorie:
> con invalidità superiore a 1/3 (dal 34% al 66%) = Cod. 02
> con invalidità superiore ai 2/3 (dal 67% al 99%) = Cod. 03
> con invalidità assoluta (al 100%) = Cod. 04
> invalidi assoluti con diritto a indennità di accompagnamento =Cod. 05 ovvero 06 (in realtà tali codici mutano in alcune realtà territoriali, anche secondo l'età dell'istante)

Persone pur affette da infermità, per le quali la valutazione di invalidità sia pari o inferiore al 33% vengono definiti "Non Invalidi" = Cod. 01.

L'indennità di accompagnamento è concessa:
a) ai cittadini riconosciuti ciechi assoluti;
b) ai cittadini nei cui confronti sia stata accertata un'inabilità totale per affezioni fisiche o psichiche che si trovino nell'impossibilità di deambulare senza l'aiuto permanente di un accompagnatore (Cod. 05) oppure, che abbisognano di un'assistenza continua non essendo in grado di compiere gli atti quotidiani della vita (L. 508/1988 e 289/1990) (Cod. 06).

Le due indennità possono essere attribuite allo stesso cittadino, se la concessione della b) è data per patologie non visive.

Tale riconoscimento può essere applicato per qualsiasi età dell'istante, ma per i minori esistono alcune regole particolari.

La legge 11 ottobre 1990 n. 289 ha disposto provvidenze anche per i minori invalidi, ma con gravità inferiore, riconoscendo un'indennità di frequenza, alternativa all'indennità di accompagnamento, per i minori che frequentino scuole di ogni ordine e grado, ovvero seguano trattamenti terapeutici e riabilitativi.

Va sottolineato che, per i minori, la legge 118 utilizza il

termine "persistente" e non "permanente" come per gli adulti ("sono considerati invalidi civili i minori che abbiano difficoltà persistenti a svolgere i compiti e le funzioni proprie dell'età") a indicare una maggiore "elasticità" nel giudizio medicolegale.

Allo scadere del 18° anno potranno quindi essere riconvocati dalla Commissione IC per una nuova valutazione, previa nuova domanda.

Nella stessa legge sono previste integrazioni speciali per minori ciechi assoluti pluriminorati.

Concetti di base: i benefici previsti dalla legge sono applicati a seguito di visita presso una Commissione Medica.

In casi eccezionali, cioè quando esista un'oggettiva impossibilità a lasciare il proprio domicilio a rischio della salute, può essere effettuata una visita domiciliare da parte di uno specialista dell'ASL, il quale redige un verbale con un parere che sarà esaminato dalla commissione competente. Tale richiesta spetta al curante, che deve certificare la reale intrasportabilità del paziente, motivandola attentamente per evitare sia l'aggravio dei lavori, sia l'esecuzione di visite a domicilio per pazienti, in realtà, ben trasportabili. Bisogna quindi prestare ben attenzione alla certificazione telematica, che prevede appunto tale indicazione.

Nella pratica per il riconoscimento dell'IC è figura cardine, e non sempre riconosciuta come tale, quella del medico di famiglia, cui spetta da un lato una "presentazione" sotto forma di certificato medico, ma dall'altro l'organizzazione pratica della raccolta di certificati e dello svolgimento di opportune visite specialistiche preliminari al fine di rendere più rapida e sicura la pratica.

Attualmente la procedura prevede, come si è detto, che la presentazione della domanda avvenga per via informatica direttamente all'INPS: per essere accolta (trasmessa direttamente dal cittadino o tramite patronato o associazione di categoria come ANMIC, ENS, UIC, ANFFAS) essa

deve essere completata con un numero di certificato fornito al medico dall'INPS, il quale ha validità di 30 giorni. Qualcuno obietta che sarebbe bastata la trasmissione telematica da parte del medico per avviare la procedura e che non si comprende a cosa servano i vari CAF, patronati, sindacati, ma così recita la legge.
È quindi ancora più importante adesso la compilazione del certificato in modo esauriente e preciso.

Benefici di legge

I benefici derivanti dal riconoscimento di invalidità possono essere economici e non economici, a loro volta differenziati secondo l'età.

Indennità di accompagnamento.
Tutti i cittadini che necessitano di assistenza continua e/o non sono in grado di deambulare senza l'aiuto permanente di un accompagnatore hanno diritto a un beneficio economico, senza limiti di reddito e di età, purché non siano ricoverati in istituto a titolo gratuito.

Minori (0 – 18 anni)
Benefici non economici: fornitura gratuita di protesi, presidi e ausili – esenzione dal pagamento del ticket – agevolazioni per il rilascio della tessera regionale di trasporto pubblico. Per i minori, oltre l'età della scuola dell'obbligo si può esprimere anche una valutazione percentuale per favorire l'eventuale inserimento lavorativo (legge 68).
Benefici economici: per i minori in età scolare, latamente intesa, e subordinata a limiti di reddito (nel 2008: €4238.26) e alla frequenza di centri riabilitativi o di scuole di ogni ordine e grado (inclusi gli asili-nido), è prevista una indennità mensile di frequenza, non compatibile con

il ricovero o con l'assegnazione dell'indennità di accompagnamento. Tale indennità può essere assegnata anche nei primi due anni di età in casi di evidente gravità.

Naturalmente anche per i minori è riconosciuto il diritto all'indennità di accompagnamento, nei casi previsti come per gli adulti.

I benefici rivolti ai minori decadono al compimento della maggiore età, e la pratica andrà riaperta. L'eventuale godimento dei benefici della L.104 invece non decade con il raggiungimento del 18° anno di vita.

Soggetti tra i 18 e i 64 anni

Benefici non economici:
Fornitura gratuita di protesi, presidi e ausili.

Per invalidi oltre il 45% (previo riconoscimento del diritto ai benefici della Legge 68/99): iscrizione alle liste speciali di collocamento lavorativo

Per invalidi oltre il 67%: tessera di esenzione dal pagamento del ticket sulla specialistica ambulatoriale e la diagnostica, agevolazioni per il rilascio della tessera regionale di trasporto pubblico.

Per invalidi al 100%: esenzione totale dalla spesa sanitaria (ticket).

Benefici economici
I soggetti ai quali è stata riconosciuta un'invalidità pari o superiore al 74%, che non svolgono attività lavorativa, e che non superano limiti di reddito predeterminati (nel 2008 € 4238.26) hanno diritto a un assegno mensile erogato dall'INPS (una recente finanziaria avrebbe portato tale limite all'85% ma la situazione è ancora fluida). I soggetti cui sia stata riconosciuta un'invalidità totale pari al 100%, il cui reddito non superi i € 14.466 hanno diritto a una pensione di inabilità non reversibile erogata dall'INPS.

Tali benefici, come si vede, sono solo indiretta conseguenza del riconoscimento di invalidità.

Soggetti oltre i 65 anni

Benefici non economici:

I cittadini dichiarati invalidi (quindi con riconoscimento pari o superiore al 34%) hanno diritto alla fornitura gratuita di protesi, presidi e ausili in connessione alle infermità invalidanti. Se riconosciuti invalidi fra il 67% e il 99% oltre ai medesimi diritti in merito alla fornitura gratuita di protesi, presidi, ausili come gli infra - sessantacinquenni, possono ottenere la tessera di riduzione/esenzione dal pagamento del ticket, e agevolazioni per il rilascio della tessera regionale di trasporto pubblico. Se riconosciuti invalidi al 100% hanno diritto alla fornitura gratuita di protesi, presidi, ausili, alla tessera di esenzione dal pagamento del ticket sulla spesa sanitaria, alle agevolazioni per il rilascio della tessera regionale di trasporto pubblico.

La presentazione del paziente alla commissione

È quindi opportuno considerare "come" si svolge una tipica seduta di commissione, per comprendere quindi "cosa" realmente serva al paziente.

Preliminare, per il medico, è capire qual è lo scopo della pratica di IC: può trattarsi di una speranza di benefici economici, ma anche solo di ottenere vantaggi lavorativi, o agevolazioni varie, o la fornitura di presidi.

Quando è chiaro lo scopo del proprio assistito, e sapendo che sempre meno le commissioni tendono a concedere benefici non meritati, se pure mai lo hanno fatto (si tratta -a nostro giudizio- di casi sporadici da perseguire duramente, e ci riferiamo ai "falsi ciechi con patente" e ai "falsi invalidi" sani, che magari hanno presentato false certificazioni. È evidente che, in tali casi, si tratta di un falso in atto pubblico commesso dal paziente, perseguibile penalmente) il Medico di Famiglia saprà meglio procedere per aiutarlo a istruire la pratica.

La composizione delle commissioni

La commissione è composta di regola da:
--un Presidente, specialista in Medicina Legale
--un componente, medico dell'ASL
--un componente, Medico Legale dell'INPS (figura recentemente introdotta ma non sempre presente)
--un medico rappresentante dell'utenza (generalmente designato dalle associazioni di invalidi)
--un segretario dell'ASL.
A tali figure si aggiungono, secondo il tipo di commissioni, degli specialisti (ad esempio uno psichiatra, un ortopedico, un neurologo, un geriatra, un oculista, un otoiatra,

un oncologo ecc.) e/o un assistente sociale.

Il numero minimo di medici necessari per dare validità alla commissione è tre.

Nei casi di giudizio per la legge 104 e la legge 68 è obbligatoria la presenza anche di un Operatore Sociale; per la legge 68 è obbligatoria la presenza di uno specialista in Medicina del Lavoro.

Le decisioni della Commissione Medica di prima Istanza erano verificate e ratificate, o riprese, da una Commissione Medica di Verifica (CMV) la quale poteva rinviare alla prima Commissione suggerendo modifiche nelle conclusioni, ovvero chiamare a visita il paziente. Attualmente la CMV è stata abolita (almeno per tali scopi, pur rimanendo per le infermità da causa di servizio): essa è stata sostanzialmente sostituita da una Commissione Medica di vigilanza formata presso l'INPS, nella quale figura un medico INPS e un medico di categoria.

Le decisioni possono essere assunte a tempo, cioè con verifica programmata, o indefinitamente.

L'esito dell'accertamento è comunicato dall'INPS al paziente per lettera raccomandata: se il cittadino non è soddisfatto, egli può proporre ricorso (sconsigliabile per i tempi eccessivamente lunghi) o chiedere "aggravamento". In terza ipotesi può presentare al Tribunale, sezione Lavoro, istanza per ottenere quanto ritenuto giusto.

La seduta di commissione

Abbiamo già osservato la composizione delle commissioni, le quali sono pensate a reale tutela del cittadino nel rispetto delle norme di legge: ora ne osserviamo lo svolgimento.

Premessa fondamentale è che l'istante _deve_ essere visto dalla Commissione (salvo il caso delle visite domiciliari, in cui l'accertamento è svolto da un medico dell'ASL) e che non basta l'intervento dei parenti. Il motivo è ovvio: il cittadino potrebbe essere ricoverato temporaneamente in struttura clinica (nel qual caso si sospende l'accertamento) ma potrebbe addirittura essere deceduto, con le conseguenze che ne deriverebbero; in realtà, se l'istante è deceduto dopo la presentazione della domanda, l'accertamento viene svolto in commissione separata, dove vengono analizzate *"per cartas"* le condizioni al momento di presentazione della domanda: i benefici saranno limitati al periodo di sopravvivenza.

Quando le condizioni siano sì gravi, ma tali da permetterne un trasporto in autoambulanza, è uso (nelle migliori commissioni) agevolare la visita, magari scavalcando l'ordine di convocazione.

Il cittadino può essere accompagnato da un parente -o comunque da persona di sua fiducia- e dal curante (a proprie spese) se lo ritiene utile.

Va tenuto innanzitutto conto che la Commissione medica, di regola, non sottopone l'istante a visita clinica, salvo rare eccezioni, e che il giudizio è fondato principalmente su elementi cartacei e sul colloquio con l'istante. Ugualmente la commissione non esamina, di regola, radiografie o esami di diagnostica per immagini proprio per la mancanza di uno specialista radiologo.

La Commissione redige un verbale e ha poteri di approfondimento qualora la documentazione non sia sufficiente, indirizzando l'istante a visita specialistica.

Questo determina un allungamento dei tempi di valutazione.

Ogni valutazione si fonda prevalentemente su documentazioni di ente pubblico in grado di inquadrare la patologia e la conseguente menomazione.

Le visite specialistiche private possono essere considerate ma sono da considerare di regola come corollari degli accertamenti eseguiti in ente pubblico. In realtà sul medico libero professionista estensore vige l'obbligo di verità anche per evitare di essere perseguibile per danno erariale! La presentazione del curante è necessaria per l'apertura della pratica ma non costituisce per sé elemento di valutazione.

Va ricordato che non è il medico curante a doversi esprimere sul diritto a ottenere, o meno, una certa valutazione o l'indennità di accompagnamento (e nemmeno lo specialista), ma la commissione, anche se il modulo telematico, sorprendentemente, fa indicare tale giudizio al curante.

Non è raro osservare, nello spazio riservato all'anamnesi frasi come "la paziente non è in grado di provvedere autonomamente agli atti quotidiani della vita", oppure: "la gravità delle patologie deve far riconoscere la necessità dell'accompagnamento": sono francamente asserzioni inutili.

Da queste brevi considerazioni deriva con evidenza che i criteri di valutazioni della commissione sono alquanto diversi dai criteri clinici: in particolare (lo si ripete) bisogna aver presente che il supporto cartaceo è indispensabile; l'osservazione clinica (visita) serve a supporto. La valutazione della commissione è poi improntata da una serie di ragionamenti sia medicolegali sia clinici (non dimenticando il buon senso).

Similmente è chiaro che la commissione non deve essere sovraccaricata da elementi inutili: non è consigliabile, ad esempio, produrre decine di radiografie, ecografie, RMN e TAC, oppure ponderose cartelle cliniche di centinaia di pagine, mentre sono utilissime le lettere di dimissione, le relazioni di visite specialistiche, gli accertamenti mirati svolti in ASL o comunque in ente pubblico o accreditato.

Ancora, è evidente che l'emozionalità del paziente giova a poco ed è, anzi, controproducente, mentre è essenziale il corretto inquadramento clinico finalizzato alle necessità di valutazione della commissione

Nemmeno va dimenticato che le Commissioni, sovente

oberate di lavoro (è richiesta una valutazione di 15 – 20 [talora anche di più] casi per seduta, oltre a ratifiche di dati pregressi), lavorano al meglio quando il curante e il cittadino (non sempre gli enti assistenziali hanno questa capacità clinica) preparano la documentazione in modo corretto.

Nell'accedere alla commissione il cittadino è invitato a presentarsi col certificato del curante (con i limiti di validità già espressi) che peraltro è stato già trasmesso per via telematica e che la commissione quindi già possiede. Non è quindi possibile anticipare documentazione clinica che, invece, <u>dovrà essere esibita al momento della visita</u>: sono quindi necessari, in tale sede, <u>documenti in grado di puntualizzare al meglio la situazione complessiva</u>.

<u>Per tali documenti</u> (predisporne le fotocopie è senz'altro vantaggioso: in realtà sarebbe obbligatorio) <u>è sufficiente esibire l'ultimo</u>, o gli ultimi, perché sono francamente inutili le visite svolte lustri addietro: è capitato a chi scrive di ricevere l'esito di una visita di leva (con conseguente riforma) dell'Anno XII E.F. (1934).

In questa sede è opportuno esibire (se posseduto) il verbale di un'eventuale invalidità già conseguita (magari già fotocopiato).

Per questo motivo di regola, <u>sarebbe saggio che il curante stesso istruisse la pratica.</u>

Va sempre ricordato, peraltro, che il parere della commissione può essere più restrittivo o più "aperto socialmente", in accordo con le opinioni dei membri, ma è auspicabile che le Commissioni lavorino solo per recepire le finalità sociali che la legge prevede, quindi senza inutili concessioni, ma anche senza gretti giudizi ispirati da abitudini e consuetudini assicurative né, peggio, con criteri solo economicistici.

Non si può negare che esistano reali "falsi" compiuti da pazienti, magari con medici conniventi, così come esistono "ciechi assoluti" al volante, ma è turpe negare i propri diritti all'anziano solo per pretesi motivi "di risparmio" o, peggio, per fare vedere ad altri quanto si è "duri".

Come preparare il paziente

Riconfermando che la documentazione deve essere precisa e mirata all'obbiettivo che ci si prefigge, va ancora sottolineato che deve provenire, preferenzialmente, da Ente pubblico (accreditato) o da una struttura di ricovero (come le RSA) e che deve essere ragionevolmente recente. Una recente precisazione (novembre 2015) della FNOMCEO ha però confermato l'utilizzabilità delle certificazioni eseguite da medici in libera professione.

Quando un paziente decide di affrontare l'iter dell'IC, può esservi incoraggiato da varie persone: il proprio medico curante stesso, un parente, un ente di patronato, il "solito" amico che decanta i vantaggi ottenuti dalla zia, cugina, amica ...

Gli stessi enti di patronato possono eccedere o essere carenti nei suggerimenti. Il medico di famiglia è certamente la persona più qualificata per far percorrere la strada migliore al proprio paziente.

Allo scopo è indispensabile che, nella fase istruttoria, il curante faccia svolgere le visite necessarie, se assenti o, magari, troppo datate, ricordando che alla commissione serve la valutazione aggiornata del paziente, non tutto il suo itinerario clinico.

E' necessario quindi capire sia le aspettative del paziente, sia le concrete possibilità di ottenere un'IC. Il Medico di Famiglia non possiede, generalmente, le tabelle del DM 5 febbraio 1992, ma può orientarsi approssimativamente sulla base di quanto già descritto (o consultare un collega medico legale).

Allo scopo, e molto genericamente, bisogna sapere che la tabella (che alleghiamo in questa pubblicazione) contiene un grande numero di patologie, alcune delle quali con indice di invalidità fisso altre con indice variabile tra un massimo un minimo. La menomazione, giova ripeterlo, concerne la capacità lavorativa, salvo per il minore e l'anziano per il quale si utilizza una considerazione più globale di capacità di svolgere i comuni atti della vita.

Ne deriva, ad esempio, che una menopausa precoce ha ben poche possibilità di valere nella specie.

Per le patologie non inquadrate con precisione nelle tabelle, si usano dei criteri di analogia.

La richiesta di aggravamento e la visita di revisione

Una delle procedure più importanti da approfondire è la richiesta di aggravamento: in genere viene eseguita

1. quando subentrano nuove patologie
2. quando il paziente è insoddisfatto della valutazione ottenuta o siano intervenute sostanziali modifiche cliniche peggiorative (o migliorative).

Bisogna precisare che è necessaria molta attenzione nello svolgerla.

Essa infatti va chiesta solo se subentrano nuove patologie significative o se la situazione clinica obiettiva è decisamente mutata: un esempio è il possibile aggravamento clinico di un paziente affetto da sclerosi multipla il quale, dopo un periodo di discreto compenso, improvvisamente si veda ridurre grandemente la capacità di deambulazione.

Nel primo caso la procedura è semplice: dando per certe le patologie pregresse, è necessario presentare solo due documenti: la fotocopia del pregresso verbale di IC, e la documentazione delle nuove patologie.

Nel secondo caso la procedura si fonda sulla relazione (recente e aggiornata) dello specialista che descrive la variazione del quadro.

È intuitivo che in caso di possesso già di indennità di accompagnamento, non si potrebbe eseguire un aggravamento; invece tale richiesta deve comunque essere fatta, aprendo una nuova pratica, se si desidera un beneficio prima non richiesto: un esempio è la richiesta di integrazione del verbale per altre patologie non esistenti al tempo della precedente domanda, allo scopo di ottenere dei presidi protesici (ad esempio, acustici). Se insorgesse un grave deficit visivo (vedi) va invece aperta una pratica solo per la valutazione di tale menomazione. Ugualmente, se invece si volesse accedere ai benefici della L. 104 è possibile avanzare richiesta solo per questa fattispecie.

Nella richiesta di aggravamento però bisogna sapere che la Commissione esprimerà un "nuovo" giudizio, che potrebbe essere addirittura (è infrequente, ma possibile) inferiore alla valutazione pregressa.
Questo è particolarmente importante in relazione ai benefici della L.104: se un cittadino ne ha già diritto illimitatamente (magari per un errore della precedente commissione), quando se ne richiede la revisione può accadere (e succede!) che venga revocata la L. 104 in gravità, con perdita dei benefici relativi!
Quindi è fondamentale la figura del curante, che può suggerire l'opportunità di procedere a fronte di reali novità ovvero di peggioramenti che non siano meramente sintomatologici ("l'artrosi mi fa male più di prima" è una delle motivazioni più comuni, ma generalmente inutili).
Se la richiesta viene comunque avanzata, si deve dimostrare proprio l'aggravamento delle condizioni e/o l'insorgenza di nuove patologie. In caso contrario è ben difficile ottenere il benché minimo beneficio.
Un po' differente è la procedura quando si è chiamati a revisione d'ufficio: nel verbale, di regola, è indicata la data della futura revisione. In previsione di tale chiamata è bene preparare qualche visita specialistica che documenti lo stato attuale del paziente.

La redazione del certificato sanitario

Il certificato telematico può presentare alcune difficoltà nella sua compilazione.

Talora le difficoltà insorgono all'inizio stesso, allorché l'INPS non "riconosce" il Codice Fiscale del paziente.

Quale che ne sia il motivo, in questo caso la difficoltà è pressoché insormontabile, quindi il paziente deve essere indirizzato agli uffici INPS di competenza per vedere di risolvere questo aspetto.

Per accedere all'INPS attualmente si può seguire questo percorso (finché l'INPS non lo modificherà): scrivere nella casella vuota di ricerca "certificato medico per il riconoscimento dell'invalidità civile".

Si apre una pagina in cui bisogna nuovamente cliccare su certificato medico ...

Si apre una pagina in cui inserire il codice fiscale e il codice di accesso: per questa procedura è generalmente di 8 cifre (è un codice alfanumerico). Attenzione alle maiuscole!

Se non lo si possiede bisogna farne richiesta seguendo la procedura che l'INPS indica.

Ottenuto l'accesso si apre una schermata:

Medici Abilitati
Invio Certificati Invalidità Civile
Compilazione Certificato Invalidità Civile

Nella parte inferiore si inserisce il codice fiscale e i dati del paziente.

Si clicca infine su "Certificato Introduttivo"

Se si supera questo ostacolo si entra nella parte più propriamente "medica":

Primo riquadro è: <u>anamnesi</u>
Qui <u>non è richiesta</u> una dotta ricostruzione degli eventi del paziente, magari fin dalla prima infanzia con note sui familiari, ma quanto serve per lo svolgimento della pratica:

1. il paziente possiede già un'invalidità? In caso positivo da quando? con che valutazione? per quali patologie.
2. descrizione sommaria di eventi recenti (ad esempio ictus, IMA, interventi chirurgici)

In realtà questo riquadro tende ad avere sempre maggior importanza in una fase in cui all'INPS non giunge più la documentazione cartacea: in esso il medico può quindi inserire i dati concreti che dimostrano le limitazioni funzionali dell'assistito (da quanto tempo non deambula, oppure è allettato, o ha visto diminuire grandemente le proprie capacità a muoversi ecc.).
Qui <u>non</u> va posta la diagnosi.

Secondo riquadro è: <u>obiettività</u>
È sufficiente una stringata descrizione di quanto è rilevante: sono "poetiche", ma francamente inutili le descrizioni analitiche sulla presenza o rarità dei borborigmi, sui soffi cardiaci, sull'espirio più o meno prolungato (descrizioni che talora si leggono). Se conosciuto, va collocato in questa sezione l'indice di Karnofsky.

<u>Questi due primi riquadri</u> possono anche non essere compilati: il sistema accetta comunque la certificazione.
L'unico riquadro obbligatorio è il terzo!

Terzo riquadro: <u>diagnosi</u>
Questo è invece fondamentale: qui va apposto, possibilmente in ordine di gravità (partendo dalle malattie più significative), <u>l'elenco delle patologie rilevanti</u>, espresso in termini clinici (e non il corredo sintomatologico) ini-

ziando dalla situazione di maggior gravità, fino a quelle
–relativamente- secondarie.
Ad esempio: Demenza senile –Neoplasie - Diabete mellito - Pregresso intervento di protesi d'anca ecc.
È evidente che tale riquadro è riservato alle reali diagnosi:
rammentare patologie o interventi ormai lontani nel tempo né costituisce "diagnosi" (ai nostri fini) né indica l'esistenza delle patologie cronicizzate che sono invece quelle
utili per la valutazione in sede di IC.
Si vedono purtroppo talora riquadri riempiti con: "vedi
anamnesi!" oppure "l'assistito ha necessità del beneficio di accompagnamento" senza alcuna spiegazione del
motivo, o anche con una infinita serie di "pregressa colecistectomia – pregressa appendicectomia – pregressa ernioplastica – pregressa ernia iatale" che forse potrebbero
trovar spazio nell'anamnesi (benché non siano assolutamente utili), ma certamente non servono per inquadrare
il paziente e le patologie.
Su questo ultimo punto va poi ricordato che l'Invalidità Civile si interessa a condizioni croniche o persistenti,
quindi non a patologie in stato acuto.

Quarto riquadro è quello dei "Codici ICD9-CM"
Complessi, utili per indagini statistiche e, forse, per le dimissioni ospedaliere, sono francamente di scarsa (o nulla)
utilità per definire l'IC. Richiedono inoltre lunghi tempi
per la compilazione.
Se non si compilano, il certificato viene comunque accet-
tato.
Qui ci limitiamo a qualche esempio per chi proprio vuole
cimentarsi, con la raccomandazione di restare sempre su
grandi categorie (neoplasia del bronco superiore di destra
è diagnosi di nessun interesse ai fini concreti nell'accertamento di invalidità civile).

Nel caso della demenza:
Ramo Patologia: Malattie del sistema nervo
                                   so
Sezione patologia: Malattie ereditarie o dege
                                   nerative
Patologia: Malattia di Alzheimer

Commento: che si tratti di demenza fronto-temporale, di malattia a corpi di Loewy, di demenza senile o di vero Alzheimer rileva poco. Importante è la descrizione specialistica delle condizioni del paziente: l'eventuale precisazione diagnostica va posta nel riquadro "diagnosi".

Nel caso di cardiopatia ipertensiva:
Ramo Patologia: Malattie del sistema circo
                                   latorio
Sezione patologia: Ipertensione arteriosa
Patologia: Cardiopatia ipertensiva

Commento: la precisazione patologica e dello stadio NYHA deriverà dalle visite specialistiche.

Nel caso del diabete:
Ramo Patologia: Malattie endocrine
Sezione patologia: Disturbi di altre ghiandole
                                   endocrine
Patologia: Diabete mellito

Commento: sarà la visita diabetologica a inquadrare la gravità della patologia.

Nel caso di spondilodiscoartrosi:
Ramo Patologia: Malattie del sistema osteo
                                   muscolare
Sezione patologia: Dorsopatie

Patologia: Spondilosi e disturbi associati

Commento: per sé la patologia non è codificata nelle tabelle ministeriali, ma una visita fisiatrica, o ortopedica, ne farà emergere le limitazioni conseguenti.

I quadri Ulteriore specificazione e Terapia possono essere ignorati, salvo vi sia una reale utilità (nella pratica servono principalmente per indicare eventuale chemioterapia o radioterapia in corso).

Segue una certificazione:
è incomprensibile il motivo per cui sia stato chiesto al curante di certificare che il paziente è impossibilitato a deambulare o non è in grado di compiere gli atti quotidiani della vita: tale conclusione spetta unicamente alla commissione. Comunque, se lo si ritiene, si barri la sezione prescelta.

Molto più importante è invece l'indicazione di "malattia neoplastica in atto", da riservare –come abbiamo appena visto- a chi è in Chemioterapia o Radioterapia (i pazienti avranno i benefici della Legge 80, che prevede tempi molto brevi per la visita [quindici giorni] e rapida consegna del verbale di invalidità) e non a chi ha avuto un tumore magari 15-20 anni prima, e ora ne è perfettamente guarito.

Significativo è anche lo spazio relativo all'indicazione di situazione di gravità (DM 2 agosto 2007) che contiene l'elenco di 12 gruppi patologici (inclusa la demenza, le patologie cromosomiche, perdita funzionale di arti, patologie degenerative del SSN, cardiopatie in stadio IV NYHA, insufficienza respiratoria grave, IRC terminale in soggetto non trapiantabile, neoplasie maligne ecc. Qui li riportiamo per completezza e per doverosa conoscenza).

Successivamente viene chiesto di certificare l'effettiva "intrasportabilità": è doveroso dare risposta secondo scienza e coscienza.

Va ancora ricordato che <u>non</u> possono essere esaminate dalla commissione ai fini dell'assegnazione del giudizio di invalidità le infermità dovute <u>a causa di lavoro, servizio o guerra</u>: è quindi opportuno che il curante eviti di svolgere simili pratiche qualora le infermità siano dovute a tali cause, né di richiamare tali infermità nella pratica per IC, oppure di segnalarle, sapendo che non saranno considerate.

Termina tutto con "i fini della domanda".

Oltre all'IC (ma talvolta in alternativa ad essa se già posseduta) il medico deve indicare quali sono le finalità: per sordità e cecità si veda l'apposito capitolo. Qui ci si deve limitare a ricordare che: per sordità si intende quella preverbale, cioè del minore di anni 12, e <u>non l'ipoacusia dell'adulto</u>. Per cecità si intende una condizione grave, che ricade nei benefici specifici: quindi <u>non</u> va segnata tale casella quando vi è un semplice ipovisus (vedi il capitolo ad essa dedicato).

Col termine "handicap" si chiede di beneficiare dei diritti della L. 104 (assenze lavorative, benefici su automezzi ecc.).

Col termine di "disabilità" si indica la volontà di accedere ai benefici previsti dalla legge 68 (collocamento lavorativo obbligatorio).

È opportuno distinguere queste categorie per evitare, come è successo, di vedere in commissione un'anziana suora con grave decadimento cognitivo, per la quale il curante ha proposto con serietà la L.68 (e quindi l'avviamento al lavoro) in luogo della L. 104 (handicap).

Vediamo di seguito queste particolari fattispecie.

La legge 104/92 (portatori di handicap)

La legge 5 febbraio 1992 n.104 è una legge quadro per l'assistenza, l'integrazione sociale e i diritti delle persone handicappate

Questo testo, successivamente corretto e integrato dalla legge 53/2000 e dal DL 151/2001, da' una chiara definizione:

E' persona handicappata colui che presenta una minorazione fisica, psichica o sensoriale, stabilizzata o progressiva, che è causa di difficoltà di apprendimento, di relazione o di integrazione lavorativa e tale da determinare un processo di svantaggio sociale o di emarginazione.

Il cittadino può ottenere sia la certificazione di invalidità civile, cecità o sordomutismo che quella di handicap.

Su tale definizione si è quindi precisato che:

l'**handicap** viene considerato **grave** quando la persona necessita di un intervento assistenziale permanente, continuativo e globale nella sfera individuale o in quella di relazione (art. 3 comma 3, Legge 104/1992).

Vediamo quindi che si distingue con chiarezza la persona portatrice di handicap, da quella di handicap grave. Questo è uno dei punti di maggior difficoltà per una commissione.

L'accertamento viene eseguito con modalità identiche -e sovente in contemporanea- alla procedura per il riconoscimento dell'IC (se la richiesta di riconoscimento di handicap fosse successivo alla determinazione di IC, avviene di fronte alla commissione, tranne se sia già stato riconosciuto il diritto all'accompagnamento con cod. 05 o 06: in tale caso il riconoscimento è svolto *per cartas*).

È indispensabile che il richiedente faccia esplicita richiesta di riconoscimento di handicap al momento di presentare la domanda, poiché la composizione delle commissioni è differente se si tratti di IC, o anche di Leg-

ge 104.
Diversamente dall'accertamento di IC, ai benefici della L. 104 possono accedere anche i mutilati e invalidi di lavoro o di guerra.

Come si dimostra che il paziente è portatore di handicap? Quando si tratta di handicap grave?

È opportuno ricordare che <u>solo la Commissione</u> può valutare l'handicap e la relativa gravità.
La situazione clinica guida il ragionamento: l'handicap viene valutato in relazione al fatto che vi sia un effettivo "svantaggio sociale o emarginazione".
Solo per tale fattispecie la valutazione può comprendere anche gli invalidi del lavoro o di guerra.

L'accertamento compete alle commissioni per Invalidità Civile, integrate da un operatore sociale e da un esperto (uno specialista).
La commissione valuta l'esistenza di stati di:
"minorazione fisica, psichica o sensoriale, stabilizzati o progressivi, causa di difficoltà di apprendimento, di relazioni, di integrazione lavorativa e tali da determinare un processo di svantaggio sociale o di emarginazione" (art. 3, comma 1 legge 104/92).

Gli ambiti per i quali è effettuata la valutazione sono:

- Orientamento
- Indipendenza fisica
- Mobilità
- Inserimento sociale
- Occupazione

Per ogni voce si esprime quindi un giudizio di
> Esistenza di difficoltà
> Grado di difficoltà (grave o no)

Anche un solo giudizio di gravità, fra tutte le cinque voci, consente il riconoscimento del diritto ai benefici di legge.

Come per l'IC il riconoscimento di handicap può essere definitivo ovvero a tempo.
Nella pratica, frequenti sono le richieste in caso di neoplasia maligna.
In effetti la necessità di chemio- o di radioterapia obbliga il paziente a frequenti trattamenti, visite, controlli: è ovvio che coesista una <u>grave</u> difficoltà, ad esempio lavorativa e della vita di relazione (inserimento sociale) sebbene sperabilmente temporanea.
Uno dei criteri considerati dalla Commissione è infatti l'effettiva necessità di svolgere accertamenti o terapie che, con frequenza elevata, possono creare difficoltà (ad esempio) alla normale vita lavorativa, ovvero che richiedano continua vigilanza (è il caso di alcuni pazienti psichiatrici e di chi soffre di decadimento cognitivo grave).
Intuitiva è la classificazione nei criteri della legge 104 delle persone giudicate con codice 05 o 06.

Il criterio finale di giudizio è quindi un insieme di valutazione clinica e considerazione sociale, ed è il cittadino, in ultima analisi, a dover motivare la sua richiesta, pur col supporto di certificazioni sanitarie (ancora una volta si ricorda che devono provenire, di preferenza, da ente pubblico).

Benefici di legge

La legge 104/92 non da' benefici economici diretti ma essenzialmente sociali, lavorativi e fiscali.

Secondo i vari ambiti territoriali e le disposizioni locali, i benefici possono essere differenti: di rilievo vi è il diritto, per l'handicappato o un parente che lo accudisce, a ottenere tre giorni mensili di assenza lavorativa per cause connesse con l'infermità (art. 33).

In alcune zone il riconoscimento è indispensabile per ottenere benefici ulteriori: certificato per parcheggio, tesserini di libera circolazione su mezzi pubblici, vantaggi per acquisto di autoveicoli, esenzione dal pagamento del bollo auto per handicap motori, contributi per la modifica dei sistemi di guida.

La legge 68/99 (disabili)

La legge 12 marzo 1999 n. 68 prevede norme per il diritto al lavoro dei disabili.

Si applica, di regola, a chi sia riconosciuto invalido civile con menomazione pari o superiore al 46% e non stia svolgendo attività lavorativa, al fine di iscrizione in liste speciali di collocamento.

In realtà, anche in costanza di attività lavorativa l'accertamento può essere svolto: generalmente il cittadino, in questo caso, ricerca maggior sicurezza sul posto di lavoro (licenziamento più difficile) oppure, se svolge lavoro precario, intende cautelarsi per il futuro.

Si applica anche agli invalidi sul lavoro con menomazione INAIL superiore al 33% (ex T.U.), ai ciechi e ai sordomuti.

La composizione della commissione è simile a quanto previsto per la legge 104, con la presenza anche di un medico del lavoro e di un Assistente Sociale.

In caso di ottenimento dei benefici della Legge 68, l'invalido viene quindi avviato alla Provincia di competenza.

La commissione redige un verbale nel quale sono indicate le patologie, ma soprattutto le difficoltà concrete (a muoversi, a utilizzare mezzi pubblici, a trasportare oggetti pesanti, a soggiornare in microclimi sfavorevoli ecc.) dando quindi indicazioni −anche sulla base della passate esperienze di lavoro, degli studi effettuati, delle propensioni individuali- a possibili ambiti lavorativi nei quali il cittadino possa essere inserito.

Infine, il cittadino è inserito negli elenchi speciali cui le aziende possono attingere.

Sotto il profilo del Medico curante, questo non appare un ambito di peculiare interesse (come per la legge 104): piuttosto è importante che la pratica principale (cioè quella della IC) sia redatta con precisione.

La legge 381/70 (sordomuti)

Si considera sordomuto il minorato sensoriale dell'udito affetto da <u>sordità congenita o acquisita durante l'età evolutiva</u> che gli abbia impedito il normale apprendimento del linguaggio parlato, purché la sordità non sia di natura esclusivamente psichica o dipendente da causa di guerra, di lavoro o di servizio (tali ultime precisazioni appaiono alquanto pleonastiche, trattandosi appunto di minori).
Le commissioni valutatrici sono integrate da uno specialista in otorinolaringoiatria.
Si ripete che tale legge <u>non</u> riguarda l'ipoacusia dell'adulto o dell'anziano.

Le leggi 406/68 e 508/88 (ciechi)

Queste leggi hanno istituito (e quindi perfezionato) l'assegno di accompagnamento per ciechi assoluti o con residuo campimetrico inferiore al 3% (da valutare con campimetria computerizzata) e un'indennità speciale ai cittadini riconosciuti gravemente ipovedenti, con residuo visivo (anche con correzione) non superiore a 1/20 in entrambi gli occhi (o nell'occhio migliore) o con campo visivo inferiore al 10%.

La dichiarazione di cecità assoluta sarà riservata appunto ai ciechi assoluti, e a chi ha in entrambi gli occhi solo mera percezione di "luce e ombra" ovvero di "motu manu" e a chi ha un residuo campimetrico inferiore al 3%.

Analogamente al caso precedente, la commissione deve prevedere anche la presenza di uno specialista in oculistica.

La tabella delle invalidità

La tabella di Legge (DM 5.2.1992) – aspetti generali

Promulgata con DM 5 Febbraio 1992, contiene gli elementi in base ai quali la commissione valuta la sussistenza di invalidità civile a' sensi di legge; le patologie sono rappresentate divise per apparati e raggruppate per valore tabellare.

Al termine di questo libro sono riportate le tabelle integralmente.

Va ricordato che tali tabelle saranno revisionate: una proposta era arrivata al Parlamento, ed è circolata, ma non ha ottenuto ancora l'approvazione. Essa dovrebbe contenere un aggiornamento e una razionalizzazione delle patologie.

Qui si commentano solo alcune patologie significative.

Ogni patologia prevede un codice e una valutazione di menomazione che può essere fissa o variabile:
ad esempio ANGINA PECTORIS STABILE = cod. 6001, menomazione fissa = 60 %
CORONAROPATIA GRAVE (III classe NYHA) = cod. 6447 e menomazione 71 – 80%.
EMORROIDI: 10%.
COLECISTO-DIGIUNOSTOMIA = 9%.

Nella pratica, però, le menomazioni tabellate con valori minimi (fino a 10%) non dovrebbero essere considerate nell'attribuzione di una percentuale di menomazione se non concorrenti (vedi sotto) con altra menomazione del medesimo apparato.

Alcune patologie sono divise in classi (generalmente da I a IV) per disturbi lievi, medi, gravi e gravissimi.

In molti casi la patologia da cui è affetto l'individuo non può essere ricompresa con precisione nella tabella, che comunque non sempre è chiarissima e talora appare anzi contraddittoria: ad esempio la gastroenterostomia va da 21-30% (I classe) a 41% fisso (II classe), ma "sindrome postprandiale da gastrectomia" (II classe) = 11-20%, mentre è evidente che se si esegue una gastrectomia si eseguirà anche, di conseguenza, sempre una gastroenterostomia o una esofago-ileostomia, ben più grave della semplice gastroresezione.

Esistono casi di diagnosi rarissime: megavescica (30%) – emipelvectomia (100%) – assenza congenita dell'arto superiore (75%) – agenesia sacro-coccigea e sacro-iliaca (80%), ma si constata invece l'assenza di condizioni molto frequenti (artrosi della colonna, crolli vertebrali, ad esempio) per le quali si deve ricorrere a conclusioni "Per Analogia".

Si definisce invalido civile chi ha una menomazione pari o superiore al 34%.

Sovente la presenza di molteplici patologie concorre esclusivamente allo scopo del raggiungimento del 34% per ottenere la concedibilità di presidi protesici come quelli acustici, del 46% per accedere ai diritti della legge 68, del 67% (superiore ai 2/3) per alcuni benefici economici, del 100% per ulteriori benefici ed esenzioni, come abbiamo visto.

La valutazione espressa dalla commissione sarà quindi: in caso di infermità unica il dato tabellare, se espresso in modo "fisso". Oppure un dato ricompreso tra il massimo ed il minimo se esiste una fascia di riferimento. Se l'infermità non è compresa in tabella si utilizza un criterio analogico.

La commissione possiede peraltro la capacità di attribuire un 5% in più, o in meno, a propria discrezionalità.

Il giudizio della commissione può essere assunto all'unanimità oppure (ma è meno frequente) a maggioranza: in caso di parità di voti prevale il voto del presidente. Se il giudizio è assunto all'unanimità la pratica dovrebbe procedere senza ulteriori controlli, salvo quelli di legittimità: in realtà l'INPS sta eseguendo controlli sistematici sulle concessioni di benefici economici scoprendo, purtroppo, in alcune aree geografiche un'elevata presenza di "errori" per eccesso (speriamo) di generosità ...

Nell'ipotesi di infermità plurime il criterio di attribuzione dell'invalidità parte dalle singole voci tabellate, ma si differenzia se le infermità sono tra loro coesistenti o concorrenti

Se le menomazioni sono concorrenti (ossia interessano lo stesso organo o apparato, in senso lato) si utilizza una valutazione sostanzialmente discrezionale, che non è la somma delle menomazioni e non supera comunque il valore della perdita anatomica dell'arto o dell'organo, ma tende a esprimere la globalità della menomazione.

In caso di coesistenze (menomazioni che interessano diversi organi e apparati) non si esegue la sommatoria, ma si applica la formula riduzionale di Balthazard[2], che impedisce sostanzialmente di superare il 100%:

$$IC= IP1+IP2 \_ \frac{(IP1 \times IP2)}{100}$$

---

2   Victor Balthazard (1872-1950) fu professore di Medicina Legale alla Sorbona nei primi anni del XIX secolo.

(dove IT = Invalidità Totale e IP = Invalidità Parziale rispettivamente della prima patologia considerata e della seconda)

Va annotato che, anche in caso di concorrenze o coesistenze gravi, il raggiungimento del 100% non è per sé criterio di assegnazione del beneficio di accompagnamento.

Esistono infatti alcune condizioni particolari che prevedono la concessione del beneficio economico (cosiddetta indennità di accompagnamento). Qui non si parla di cieco civile, cui si rinvia nel'apposito capitolo.
Tale beneficio può essere riconosciuto qualora la persona sia permanentemente:
-non in grado di compiere gli atti quotidiani della vita;
-non in condizioni di deambulare senza l'aiuto permanente di un accompagnatore.
Questi due criteri non sono, però, assoluti, ma proporzionali all'età della persona ed alle capacità medie di autosufficienza dell'età stessa: è ben diverso il caso di una donna di 60 anni che non riesca a fare spesa e cucinare e di un'analoga situazione a 97 anni!

Le tabelle sono suddivise per apparati:
Cardiocircolatorio
Respiratorio
Digerente
Urinario
Endocrino
Locomotore (arto inferiore – arto inferiore – rachide)
Sistema nervoso centrale
Sistema nervoso periferico
Psichico
Uditivo
Vestibolare
Visivo

Olfattorio
Fisiognomico
Fonatorio
Stomatognatico
Riproduttivo
Patologia congenita o malformativa
Patologia immunitaria (inclusi linfomi non Hodgkin)
Patologia neoplastica

Osserviamo qui solo alcuni esempi tra le patologie più frequenti e forniamo infine alcune indicazioni sul modo migliore per avviare una pratica.

Patologie cardiocircolatorie

Le cardiopatie vengono suddivise in classi di gravità crescente secondo lo schema NYHA (I – II – III – IV) pur se tale classificazione è ormai alquanto obsoleta fra alcuni clinici.

Sono valutate con codici diversi le cardiopatie ischemiche, le valvulopatie e alcuni interventi di sostituzione valvolare.

Ai fini pratici è necessario il corretto inquadramento dell'esistenza di cardiopatia, con descrizione accurata e recente –da parte di specialisti- delle ricadute funzionali.

Patologie respiratorie

Analogamente a quanto è descritto per le cardiopatie, anche le broncopneumopatie sono suddivise in classi di gravità.

La BPCO ovviamente è la patologia più diffusa, con diffe-

renti classi di gravità; esiste distinzione se prevale clinicamente l'enfisema o le malattie bronchitiche.
L'asma ha importanza, con distinzioni valutative se sia allergica o intrinseca.
L'insufficienza respiratoria, con ossigenoterapia, impone particolare descrizione (per quante ore al giorno, e con quale flusso di O_2).

Patologie neurologiche

Benché le tabelle relative siano lunghissime, ed elenchino puntigliosamente lesioni di singoli nervi (sicuramente assai rare nella pratica corrente, come la lesione del nervo crurale, del nervo mediano al braccio, del nervo muscolo cutaneo), per lo più ci interessano gli esiti di ictus e di traumi e le patologie extrapiramidali (m. di Parkinson e parkinsonismi): cardine è la descrizione e la diagnosi neurologica, con la relativa gravità.
Ai fini concreti interessa quanto la deambulazione e le attività della vita quotidiana siano consentite, e con quale autonomia.
Il decadimento cognitivo e il rallentamento motorio
Fra le patologie neurologiche più frequenti, oggetto di valutazione per IC, il decadimento cognitivo è sicuramente una delle più rappresentate.
Se la demenza è iniziale (cod. 1002) viene prevista una valutazione del 61 – 70%
La demenza grave (cod. 1003) prevede il 100%.
La malattia di Alzheimer a esordio senile prevede il 100% (cod. 1001).
Però, in tali ultimi casi si accompagna sovente una compromissione delle attività superiori, o di alcune di esse, che inibisce la possibilità di compiere gli atti quotidiani della vita, o li rende a grave rischio, fino a determinare la

possibile concessione dell'assegno di accompagnamento. In tali casi non basta la pur dettagliata descrizione del medico curante.

Conviene preparare il paziente alla visita indirizzandolo per tempo a un (serio) neurologo o geriatra di ASL (o a chi lo ha in cura come i Centri UVA per Alzheimer) e richiedere, ad esempio: "visita Geriatrica / Neurologica per valutazione dell'autonomia con test (ADL[3] [Activities of Daily Living], IADL[4] [Instrumental Activities of Daily

---

3   L'index of indipendence in Activities of Daily Living (ADL) misura l'indipendenza funzionale nelle attività della vita quotidiana. Si fonda su 6 parametri:
- ➤ Lavarsi
- ➤ Vestirsi
- ➤ Utilizzare il bagno
- ➤ Spostarsi
- ➤ Controllare la continenza
- ➤ Alimentarsi

4   Come IADL (Instrumental Activities of Daily Living) si intendono le attività che consentono a una persona di vivere indipendentemente in una casa o un appartamento (preparare i pasti, effettuare lavori domestici, assumere farmaci, andare in giro, gestirsi economicamente, utilizzare un telefono). Vengono calcolate generalmente su 8 parametri: preparare il pasto – svolgere i lavori manuali – fare il bucato – assumere farmaci – percorrere distanze – compiere acquisti – gestire i soldi – utilizzare il telefono). Per i maschi non si considerano, talora, la preparazione dei pasti e l'effettuazione di lavori domestici.

Living], Barthel[5], MMSE[6])", oppure con la richiesta di "valutazione multidimensionale".

Nella risposta ottenuta va considerato sia cosa scrive effettivamente lo specialista, sia il risultato dei test: talora essi possono essere apparentemente contraddittori per la ritrosia dello specialista a indicare il deficit e la necessità di assistenza o per difficoltà a comprendere il deficit, ma ADL e IADL residue 1/6 – 2/8 (ad esempio) indicano gravissime limitazioni. Nell'utilizzo di questi ultimi test valutativi, va sempre osservato se i numeri esprimano le attività residue, quale, ad esempio, solo la capacità di

---

5   L'indice di Barthel è una scala ordinale di disabilità con punteggio totale da 0 (totalmente dipendente) a 100 (totalmente indipendente) calcolata su 10 items: alimentazione, fare il bagno, igiene personale, vestirsi, controllo del retto e della vescica, trasferimenti nel bagno e sedia/letto, deambulazione e salita scale.

6   Il Mini-Mental State Examination è un test di screening utilizzato per valutare il deterioramento cognitivo e per documentarne nel tempo le modificazioni. E' costituito da 12 items tramite i quali vengono esplorate -con 22 prove in parte verbali e in parte di performance- 7 funzioni cognitive:
• ORIENTAMENTO TEMPORALE;
• ORIENTAMENTO SPAZIALE;
• MEMORIA IMMEDIATA (registrazione di tre parole);
• ATTENZIONE E CALCOLO (serie di "7", scansione di parola al contrario);
• MEMORIA DI RICHIAMO (rievocazione delle tre parole);
• LINGUAGGIO (denominazione, ripetizione, comprensione e esecuzionedicomandioraliescritti,capacitàdiscrivereunafrase);
• PRASSIA VISUOCOSTRUTTIVA (copia di pentagoni).
Il MMSE viene espresso con un dato numerico: tra 24 e 30 non vi è significativo deterioramento, tra 18 e 23 il deterioramento cognitivo è da lieve a moderato, tra 0 e 17 vi è deterioramento cognitivo grave.

mangiare autonomamente nelle ADL, o se esprimono invece le attività perse (in questo caso 1/6 esprime un deficit minimo).

Lo scritto va letto con attenzione: è ben diverso leggere "necessita supervisione in alcune attività della vita" rispetto a "necessita assistenza continua negli atti elementari della vita" che sono il vestirsi, mangiare, andare in bagno, accudire la propria persona, ma anche cucinare e mantenere in ordine minimale la casa (vedi nota 4).

Se l'esito appare contraddittorio con quanto rilevato (capita purtroppo che lo specialista accetti superficialmente per valide risposte palesemente false: "cucino io, faccio la spesa e tengo in ordine la casa" quando la persona magari non si ricorda nemmeno che esiste l'euro e non più la lira), si può naturalmente iterare la visita presso altro centro, ma capita anche l'opposto con specialisti "entusiasti" che individuano gravi limitazioni allorché esse non esistono nel concreto. Critico infine è il dato (citiamo un esempio recente) di ADL 4/6, IADL 2/8. Si tratterebbe quindi di persona che conserva sostanzialmente la capacità di accudire al sé, ma che ha perso grandemente la capacità strumentale: in questi casi la commissione si esprimerà anche sulla base della visita alla persona, sulla considerazione della sua capacità di muoversi in (relativa) autonomia, ecc.

Va comunque sempre ricordato che ADL e IADL sono test "anamnestici", quindi si fondano su quanto riferisce il/la paziente (o i familiari), e che per questo devono essere considerati meramente indicativi.

Allorché si presenta un paziente in cui la patologia prevalente è il decadimento cognitivo, è opportuno che tale dato sia messo al primo posto nel riepilogo finale delle patologie (la "diagnosi" del modello telematico) e non magari collocato al sesto - settimo posto dopo patologie assolutamente inutili ai fini valutativi quali pregressa

ernioplastica, oppure isterectomia, oppure varicocele in
età infantile o anche "deficit erettivo" (lo si è osservato),
il quale rileva generalmente poco ai fini della capacità lavorativa ...

È sufficiente la dicitura "decadimento cognitivo" -even-
tualmente con l'aggettivo grave, se indicato- senza l'i-
nutile precisazione che la famiglia si aspetta l'assegno di
accompagnamento: è meglio che si demandi alla commissione tale valutazione, senza che tale orientamento magari possa illudere pazienti o famiglie di fronte a casi di
gravità modesta.

Attualmente, e saggiamente, ove il motivo di concessione di un codice 06 sia un decadimento cognitivo grave,
non sarebbe possibile effettuare la revisione della concessione di invalidità e assegno di accompagnamento, così
come per patologie sicuramente evolutive e gravissime
(ad esempio neoplasie metastatizzate). Peraltro l'INPS ha
facoltà di effettuare adeguati controlli prima di validare
il verbale.

Vi è un'altra fattispecie assai importante che è indicata
con il cosiddetto codice 05. Con tale codice si riconosce
l'incapacità permanente a deambulare senza l'assistenza
di un accompagnatore. In pratica si tratta generalmente
di persone in cui il livello cognitivo è buono, discreto o
comunque soddisfacente, altrimenti prevarrebbe il codice
06, ma in cui la deambulazione autonoma è impossibile,
precaria, o fonte di pericoli di caduta documentalmente
provati. Tali pazienti, sovente, sono dei casi ancor più tri-
sti poiché essi si rendono conto perfettamente della loro
condizione di incapacità a deambulare pur avendo una
buona/discreta capacità intellettiva residua. Non è raro
che tale incapacità segua eventi traumatici, quali fratture
di bacino o di ossa degli arti inferiori, e che la valutazione venga richiesta dopo un periodo di riabilitazione in-
fruttuoso. Valutando con accuratezza il paziente e sulla
base di adeguate certificazioni specialistiche o ospedalie-

re, è possibile in tali casi indicare la persistenza assoluta dell'incapacità a deambulare ovvero concederla provvisoriamente per un periodo più o meno lungo, 1-2 anni, con successiva revisione. Per quest'ultima categoria di pazienti il test principale di valutazione è il Barthel (vedi nota 5). Va qui considerata anche la rilevanza del "rischio" di cadute.

Patologie psichiatriche

Anch'essa è valutata grandemente, soprattutto nelle psicosi gravi, ma anche le sindromi depressive endogene sono rilevanti (un po' meno se reattive).

L'inquadramento clinico e comportamentale deve essere documentato attraverso lettere ospedaliere di dimissione che descrivano con precisione la patologia, o con (ripetuti) certificati del Centro Psico-Sociale che ha in cura il paziente. È evidentemente importante che le relazioni siano precise per quanto riguarda la diagnosi psichiatrica, ma soprattutto che siano accurate per quanto concerne la capacità della persona di affrontare le normali attività della vita. È infatti possibile che persone, pur fisicamente indenni, abbiano patologie psichiatriche tali da non poter comprendere il valore dei soldi, da non poter relazionarsi con gli altri, da non poter svolgere le comuni attività della vita quotidiana (fare acquisti, comprendere il valore della moneta, utilizzare alcuni servizi ecc...). Si sottolinea che la diagnosi non può e non deve essere supportata solo dalla certificazione del medico curante: frasi del tipo "ma è il mio medico che mi segue, mi cura, mi dà tutte le prestazioni" esprimono certamente una grande fiducia nel proprio curante, persona che magari può avere anche ampie cognizioni psichiatriche, o addirittura essere specialista in psichiatria, ma purtroppo sono ininfluenti ai fini dell'invalidità civile dove è indispensabile che la diagnosi sia certificata da ente pubblico.

Non è raro poi che –per pazienti relativamente giovani- i benefici possano essere concessi a tempo, per consentire un'opportuna rivalutazione clinica e documentale.

Il diabete mellito

Il diabete mellito ha particolare importanza ai nostri fini: non viene giustamente considerato quando è classificato in classe I (diabete NID tipo 2° con discreto controllo glicemico con dieta o terapia orale), e nemmeno in classe II (diabete di tipo 1°, insulinodipendente ma con buon controllo glicemico), ma assume grande importanza in classe III (Insulino - Dipendente con mediocre controllo e glicemia a digiuno > 150 mg/dl e qualunque tipo di diabete con complicanze microangiopatiche e sintomatologia clinica anche di medio grado) fino alla IV classe del diabete complicato da nefropatia, e/o vasculopatia, e/o retinopatia: ricordiamoci che va attestato non dai farmaci esibiti in commissione, e nemmeno dalla relazione del curante, ma da certificato specialistico.

In relazione alla gravità clinica e delle complicazioni, e quindi delle classificazioni conseguenti, si va dal 41% al 100%.

Le ipoacusie

Un'attenzione particolare va dedicata alle ipoacusie insorte nel corso della vita (quindi, non si parla di "sordità" che si applica solo al bambino in fase pre-verbale): valu-

tando la perdita a 500 – 1000 – 2000 Hz si sommano i dati, sulla base della tabella audiometrica, fino a ricavare un valore numerico di menomazione. Generalmente scopo dell'istanza è il raggiungimento almeno del 34%, che da' diritto ad ottenere la protesi acustica come fornitura di presidio da parte dell'ASL.
Concorre ovviamente con altre patologie nel determinismo dell'IC.
Nel caso dei minori si applicheranno le disposizioni di cui alle leggi 381/70, 854/73 e 508/88 (che vedremo nel capitolo dedicato).
È essenziale ripetere che nell'adulto si deve parlare di "ipoacusia" e non di sordità: questa categoria è riservata alle sordità preverbali del bambino!
Di conseguenza si deve barrare la casella per "sordità" solo nel caso di bambini.

Patologie congenite o malformative

È compresa in questo capitolo la s. di Down (75% e 100% se con ritardo mentale grave). In generale tale valutazione è concessa con cod. 06 (quindi con indennità di accompagnamento).
Va ricordato che per ottenere l'attestazione potrebbe essere sufficiente l'esistenza di un cariotipo e della dichiarazione del curante. In tale caso viene concesso anche con automatismo il beneficio della Legge 104 (ma deve essere richiesto).
Fra le altre patologie comprese in questo capitolo vi è la fibrosi cistica pancreatica, altre patologie cromosomiche (s. di Klinefelter, Turner, trisomia 18) e altre rare patologie.

I deficit visivi

Tranne i casi che vedremo, di competenza della commissione ciechi, l'ipovisus recentemente è stato ammesso (finalmente) nel determinismo dell'IC. In tal caso va segnalato nella pratica della commissione indicando "disabilità visiva concorrente" a significare che l'ipovisus è considerato determinante per la concessione del beneficio di accompagnamento.

In caso contrario, ossia se le condizioni generali indicano che il paziente ricorre nelle fattispecie dei codici 05 o 06 anche senza considerare la menomazione visiva (ad esempio, paziente con sindrome ipocinetica, impossibilitato a deambulare, con grave demenza e anche gravemente ipovedente) può essere riconosciuta l'indennità di accompagnamento, oltre al beneficio che gli spetta per l'ipovisus grave.

Il visus è valutato sui due occhi; la valutazione percentuale di menomazione va da un minimo del 20% (un occhio a meno di 1/10, l'altro 8-9/10), fino al 100% (1/10 + 1/20). Condizioni di maggiore gravità ricadono sotto le leggi 238/01, 406/68 e 382/70, e devono essere valutati dalla commissione specializzata; le considereremo analiticamente tra breve.

È assolutamente necessario che il Medico, nel redigere il certificato distingua il cieco (assoluto o "ventesimista" [cioè la persona in cui il visus sia, nell'occhio migliore, non superiore a 1/20 e/o il campo visivo non superi il 10%]), dall'ipovedente (tutti gli altri casi). In quest'ultima circostanza non va assolutamente barrata la casella per l'accertamento di "cecità" poiché il percorso del cittadino diventa inutilmente più lungo e complesso.

Patologie immunitarie

Ai fini pratici basta ricordare che in questo capitolo è compresa l'anemia emolitica autoimmune (41%), l'artrite reumatoide (50%), il LES (41-50%) e l'immunodeficienza secondaria (AIDS), suddivisa in tre categorie:

- linfociti CD4 > 500 mm^3 = 15%
- linfociti CD4 < 500 mm^3 = 41-50%
- HIV conclamata con infezioni opportunistiche o tumori = 100%

Patologie neoplastiche

In <u>ogni patologia neoplastica maligna</u> (con l'eccezione delle neoplasie cutanee a pura malignità locale) è utile consigliare il proprio paziente di avviare immediatamente una pratica di IC.

In tali casi viene assegnata, di regola, un'invalidità inizialmente del 70% (codice 9323) con rivedibilità fino a 5 anni, salvo il caso di patologie trascurabili (es. tumori superficiali della cute), di neoplasie a prognosi infausta o probabilmente sfavorevole (codice 9325, che prevede una valutazione del 100%), o infine di patologie assolutamente gravissime, magari con indice di Karnofsky gia assai basso.

Questa scala multidimensionale di valutazione prevede un valore tra 100= perfetta salute e 0= morto:

- **100% -normale, non disturbi, non segni di malattia**

- **90% - riesce a svolgere normale attività, senza segni né sintomi di malattia**

- **80% - attività normale, con qualche difficoltà, pochi segni o sintomi**

- 70% - in grado di accudire a se stesso, non in grado di svolgere la normale attività né di lavorare

- 60% - necessita di un po' di aiuto, ma riesce a svolgere le principali esigenze della propria persona

- 50% - necessita sovente aiuto e richiede frequente intervento medico

- 40% - disabile, e richiede cure e aiuti speciali

- 30% - gravemente disabile, è indicato il ricovero ma non c'è ancora rischio di morte

- 20% - gravemente ammalato, richiede ricovero urgente e necessita di importanti trattamenti di supporto o cura

- 10% - moribondo, con previsione di morte a breve

- 0% - morto.

Relativamente ai casi con prognosi infausta, vi era stata una sentenza della Corte di Cassazione, sezione Lavoro, del 2003 assai importante la quale aveva affermato che l'assegno di accompagnamento deve essere assegnato quando il malato, affetto da patologia neoplastica, è destinato sicuramente a morte in un tempo breve, (il tempo breve, va precisato, non è la previsione di morte nel giro di ore o giorni –laddove prevale l'aspetto clinico su quello assistenziale- ma nel giro di settimane o di pochi mesi), pur senza ricadere nelle due fattispecie (incapacità a deambulare autonomamente, impossibilità a compiere gli atti quotidiani della vita): la norma peraltro è stato oggetto di numerose revisioni, e una circolare del Ministero delle Finanze (2006) ha indicato l'applicabilità di tale norma solo se l'indice di Karnofsky sia inferiore o pari al 40 (disabile, richiede cure e aiuti speciali). Evidentemente qui deve esistere un criterio di sano buon senso della commissione, ma anche una presentazione del caso effettuata con completezza dal medico curante e dallo specialista. Per quanto riguarda i malati oncologici, va poi ricordato che la legge 80/2006 prevede che l'accertamento dell'invalidità civile o dell'handicap debba essere eseguito entro 15 giorni dalla domanda dell'interessato e che il verbale provvisorio debba essere rilasciato immediatamente per poter usufruire in tempi brevi dei benefici assistenziali.

Va detto infine che nei casi di patologia neoplastica a prognosi favorevole -in pratica, trascorsi cinque anni senza apparente ripresa di malattia e con condizioni generali per altro soddisfacenti- si utilizza il cosiddetto codice 9322 che comporta una valutazione del 11%.

Va ricordato che nella richiesta esiste una casella in cui il Medico di Famiglia può (anzi, deve) indicare "patologia neoplastica in atto" che fa scattare quanto previsto dalla Legge 80/2006. È bene sapere che questa indicazione è riservata a pazienti in fase acuta con documentata necessità di radio/ chemioterapia, ovvero a pazienti con malattia in fase avanzata con necessità di trattamento palliativo (ad esempio in Terapia del Dolore) o assistenziale. La precisazione è necessaria per evitare di vedere tale indicazione in persone operate –magari- venti anni fa e in completa remissione.

Considerazioni conclusive

È evidente che il Medico di Famiglia, il quale non è purtroppo preparato da studi specifici in questo campo, dovrebbe essere il principale attore a supporto del proprio paziente nella richiesta di IC, da un lato limitando le aspettative del paziente (se esagerate), dall'altro spingendolo a presentare la richiesta e supportandola con esami specialistici e con lettere di dimissioni quando ciò è utile.

È bene anche ripetere che, di una patologia, è sufficiente conoscere l'esito attuale e che è perfettamente inutile allegare centinaia di fotocopie nelle quali viene documentato l'iter della malattia magari dal 1960 a oggi (è accaduto e succede di continuo), così come deve essere chiaro che vi sono moltissime patologie che non rilevano per la valutazione di IC: basti ricordare gli ipo- ipertiroidismi (salvo ricadute mentali), gli esiti di ernioplastica, di colecistectomia, di appendicectomia, di tonsillectomia e in generale di tutti gli interventi chirurgici non mutilanti ed effettuati per patologie non neoplastiche, con l'eccezione degli impianti di protesi ortopediche e degli interventi di cardiochirurgia.

In ogni caso, il paziente che arriva con plichi immani di cartelle cliniche, decine di TAC e radiografie, richieste verbali talora aggressive, non aiuta il lavoro della commissione. E magari non esibisce la visita diabetologica e neurologica.

Ora, purtroppo, molte richieste sono volte a risparmiare 1€ o 2€ sul ticket: chi ha ideato questa soluzione non sa quanto ha incrementato i costi delle commissioni stesse, sovraccaricandole di lavoro.

Comunque è giusto che il cittadino ottenga ciò per cui ha diritto.

Ecco allora che è bene far accludere alla domanda pochi, e selezionati certificati, meglio se provenienti da ente pubblico o accreditato, già fotocopiati, far accompagnare l'utente da un familiare che lo aiuti (il medico curante stesso lo può fare), ma non prevarichi la commissione, far portare in Commissione altri certificati maturati nel frattempo. Il Medico di Famiglia ha diritto ad assistere il proprio paziente in commissione, ma in generale tale presenza non è necessaria se la preparazione è stata buona (è comunque un'attività libero-professionale).

È utile ancora una volta sottolineare che il curante è la persona più qualificata per centrare al meglio la patologia in grado di definire il punteggio di valutazione, corredandola delle certificazioni essenziale, salvo utilizzare altre patologie come corollario, ma che soprattutto dovrebbe aiutare il proprio paziente a svolgere la pratica quando esiste un obiettivo chiaro: ottenere una protesi, ottenere un riconoscimento di handicap, magari ottenere un piccolo o grande contributo economico, una riduzione del ticket, o addirittura l'assegno di accompagnamento. Bisogna aggiungere che, nell'ultima versione del modello telematico, è addirittura scritto che il curante deve barrare la casella con l'indicazione all'assegno di accompagnamento (non concedibile in caso contrario): sembra una richiesta ottusamente burocratica, ma si deve sottolineare che, in tal caso, il medico che la omettesse potrebbe essere citato per danni dal proprio paziente! Il paziente a sua volta deve assumere un atteggiamento collaborativo ed evitare frasi del tipo "questa è la mia documentazione, se la esamini lei", mentre depone con fatica sul tavolo due o tre chili di documenti, dopo averli penosamente trascinati magari con l'aiuto di carrellini; deve evitare di interrompere continuamente la commissione, e piuttosto sforzarsi di rispondere a tono (questo vale soprattutto per i parenti, dai quali talvolta si sentono frasi sinceramente infelici come "tanto sappiamo come vanno le cose qui da voi"). Il paziente e i parenti devono sapere

che la commissione è soprattutto attenta alle loro esigenze
e che vuole -e deve- rispettare le norme di legge, per riconoscere i diritti inequivocabili che il paziente, il malato,
possiede; ma che deve dimostrare.

Alleghiamo qui le tabelle ministeriali attualmente in vigo-
re (5 febbraio 1992).

Si attende che siano emanate le tabelle nuove con cui
qualcosa forse cambierà, ma certamente non l'imposta-
zione generale della pratica di Invalidità Civile.

Decreto Ministeriale - Ministero della Sanità - 5 febbraio 1992

Tabella delle percentuali di invalidità ordinata per apparati

cod.	APPARATO CARDIOCIRCOLATORIO	min.	max.	fisso
6001	ANGINA PECTORIS STABILE	0	0	60
6002	ARITMIE GRAVI PACE-MAKER NON APPLICABILE	0	0	100
6409	CARDIOPATIA VALVOLARE AORTICA CON APPLICAZIONE DI PROTESI	0	0	25
6410	CARDIOPATIA VALVOLARE NON AORTICA CON APPLICAZIONE DI PROTESI	0	0	35
6414	STENOSI CONGENITA DELLA POLMONARE GRAVE (III CLASSE NYHA)	71	80	0
6415	STENOSI O COARTAZIONE AORTICA CONGENITA MODERATA (II CLASSE NYHA)	0	0	50
6416	STENOSI O COARTAZIONE AORTICA CONGENITA SERRATA (III CLASSE NYHA)	0	0	75

6441	MIOCARDIOPATIE O VALVULOPATIE CON INSUFFICIENZA CARDIACA LIEVE (I CLASSE NYHA)	21	30	0
6442	MIOCARDIOPATIE O VALVULOPATIE CON INSUFFICIENZA CARDIACA MODERATA (II CLASSE NYHA)	41	50	0
6443	MIOCARDIOPATIE O VALVULOPATIE CON INSUFFICIENZA CARDIACA GRAVE (III CLASSE NYHA)	71	80	0
6444	MIOCARDIOPATIE O VALVULOPATIE CON INSUFFICIENZA CARDIACA GRAVISSIMA (IV CLASSE NYHA)	0	0	100
6445	CORONAROPATIA LIEVE (I CLASSE NYHA)	11	20	0
6446	CORONAROPATIA MODERATA (II CLASSE NYHA)	41	50	0
6447	CORONAROPATIA GRAVE (III CLASSE NYHA)	71	80	0
6448	CORONAROPATIA GRAVISSIMA (IV CLASSE NYHA)	0	0	100
6453	STENOSI CONGENITA DELLA POLMONARE MODERATA (II CLASSE NYHA)	31	40	0

9201	CARDIOPATIE CON APPLICAZIONE DI PACE-MAKER A FREQUENZA FISSA	31	40	0
9202	CARDIOPATIE CON APPLICAZIONE DI PACE-MAKER A FREQUENZA VARIABILE SECONDO ESIGENZE FISIOLOGICHE	21	30	0
9328	TRAPIANTO CARDIACO IN ASSENZA DI COMPLICANZE	71	80	0

cod.	APPARATO RESPIRATORIO	min.	max.	fisso
6003	ASMA ALLERGICO ESTRINSECO	21	30	0
6004	ASMA INTRINSECO	0	0	35
6005	ENFISEMA LOBARE CONGENITO	0	0	11
6009	RINITE CRONICA ATROFICA	11	0	0
6010	RINITE CRONICA IPERTROFICA CON STENOSI BILATERALE	11	20	0
6011	RINITE CRONICA VASOMOTORIA O ALLERGICA	11	0	0
6012	SINUSITE CRONICA CON REPERTO RX SIGNIFICATIVAMENTE POSITIVO	0	0	15

6013	TUBERCOLOSI POLMONARE - ESITI FIBROSI PARENCHIMALI O PLEURICI CON INSUFFICIENZA RESPIRATORIA LIEVE	11	20	0
6014	TUBERCOLOSI POLMONARE - ESITI FIBROSI PARENCHIMALI O PLEURICI CON INSUFFICIENZA RESPIRATORIA MODERATA	41	50	0
6015	TUBERCOLOSI POLMONARE - ESITI FIBROSI PARENCHIMALI O PLEURICI CON INSUFFICIENZA RESPIRATORIA GRAVE	81	90	0
6016	TUBERCOLOSI POLMONARE - ESITI FIBROSI PARENCHIMALI O PLEURICI CON INSUFFICIENZA RESPIRATORIA E DISPNEA A RIPOSO	0	0	100
6403	BILOBECTOMIA	0	0	61
6404	BRONCHIECTASIA ACQUISITA	0	0	35

6405	BRONCHIECTASIA CONGENITA	21	30	0
6406	BRONCHIECTASIA CONGENITA ASSOCIATA A MUCOVISCIDOSI	0	0	80
6407	BRONCHITE ASMATICA CRONICA	0	0	45
6413	CISTI BRONCOGENE O POLMONARI CONGENITE	31	40	0
6431	FIBROSI POLMONARE INTERSTIZIALE DIFFUSA IDIOPATICA	0	0	95
6449	IPOPLASIA O APLASIA POLMONARE CONGENITA MONOLATERALE	41	50	0
6455	MALATTIA POLMONARE OSTRUTTIVA CRONICA- PREVALENTE BRONCHITE	0	0	75
6456	MALATTIA POLMONARE OSTRUTTIVA CRONICA- PREVALENTE ENFISEMA	0	0	65
6468	PNEUMONECTOMIA	0	0	45
6469	PNEUMONECTOMIA CON INSUFFICIENZA RESPIRATORIA MEDIA	0	0	80

6470	PNEUMONECTOMIA CON INSUFFICIENZA RESPIRATORIA GRAVE	0	0	100
9329	SARCOIDOSI IN TRATTAMENTO	0	0	41

cod.	APPARATO DIGE-RENTE	min.	max.	fisso
6101	EMORROIDI	0	0	10
6408	CALCOLOSI BILIARE SENZA COMPROMIS-SIONE DELLO STATO GENERALE	0	0	21
6411	CIRROSI EPATICA CON DISTURBI DEL-LA PERSONALITÀ (ENCEFALOPATIA EPATICA INTERMIT-TENTE)	0	0	95
6412	CIRROSI EPATICA CON IPERTENSIONE PORTALE	71	80	0
6417	COLECISTO-DIGIU-NOSTOMIA - ESITI	0	0	9
6418	COLITE ULCEROSA (III CLASSE)	41	50	0
6419	COLITE ULCEROSA (IV CLASSE)	61	70	0
6420	DIVERTICOLOSI DEL COLON (II CLASSE)	21	30	0
6421	DIVERTICOLOSI DEL COLON (III CLASSE)	41	50	0

6424	EPATITE CRONICA ATTIVA	0	0	51
6425	EPATITE CRONICA ATTIVA AUTOIMMU-NE	0	0	70
6426	EPATITE CRONICA ATTIVA NELL'INFAN-ZIA	71	80	0
6427	ESITI DI TRATTA-MENTO CHIRUR-GICO PER ERNIA DIAFRAMMATICA CONGENITA	1	10	0
6428	ESITI DI TRATTA-MENTO CHIRURGICO PER ATRESIA ESOFA-GEA (II CLASSE)	21	30	0
6429	ESITI DI TRATTA-MENTO CHIRURGICO PER ATRESIA ESOFA-GEA (III CLASSE)	41	50	0
6432	FISTOLA ANO-RET-TALE	0	0	10
6433	FISTOLA GASTRO-DIGIUNO - COLICA (II CLASSE)	21	30	0
6434	FISTOLA GASTRO-DIGIUNO - COLICA (III CLASSE)	41	50	0
6435	FISTOLA GASTRO-DIGIUNO - COLICA (IV CLASSE)	61	70	0

6436	GASTROENTEROSTO-MIA - NEOSTOMA FUNZIONANTE (II CLASSE)	21	30	0
6437	GASTROENTEROSTO-MIA - NEOSTOMA FUNZIONANTE (III CLASSE)	0	0	41
6452	LOBECTOMIA EPATI-CA DESTRA	0	0	35
6454	ULCERA GASTRICA O DUODENALE (II CLASSE)	0	0	10
6455	ULCERA GASTRICA O DUODENALE (III CLASSE)	21	30	0
6458	MORBO DI CROHN (I CLASSE)	0	0	15
6459	MORBO DI CROHN (II CLASSE)	21	30	0
6460	MORBO DI CROHN (III CLASSE)	41	50	0
6461	MORBO DI CROHN (IV CLASSE)	61	70	0
6464	PANCREATITE CRO-NICA (I CLASSE)	0	0	10
6465	PANCREATITE CRO-NICA (II CLASSE)	21	30	0
6466	PANCREATITE CRO-NICA (III CLASSE)	41	50	0
6467	PANCREATITE CRO-NICA (IV CLASSE)	61	70	0

6471	PROCIDENZA DEL RETTO	0	0	8
6472	PROLASSO DEL RETTO	0	0	5
6484	SINDROME POST-PRANDIALE DA GASTRECTOMIA (I CLASSE)	0	0	10
6485	SINDROME POST-PRANDIALE DA GASTRECTOMIA (II CLASSE)	11	20	0
8201	ANO ILIACO SN.	0	0	41
8203	MEGACOLON - COLOSTOMIA (II CLASSE)	21	30	0
8204	MEGACOLON - COLOSTOMIA (III CLASSE)	41	50	0
8205	ESOFAGOSTOMIA CERVICALE E GASTROSTOMIA0080			
9334	SINDROME DA MALASSORBIMENTO ENTEROGENO CON COMPROMESSO STATO GENERALE	41	50	0

cod.	APPARATO URINARIO	min.	max.	fisso
6201	STENOSI URETRALE (2 DILATAZIONI MENSILI)	0	0	25

6202	CISTECTOMIA CON DERIVAZIONE NEL SIGMA	41	50	0
6203	CISTITE CRONICA	11	20	0
6204	PROSTATITE CRONICA O IPERTROFIA PROSTATICA	11	20	0
6205	RITENZIONE URINARIA CRONICA CON CATETERE A PERMANENZA	0	0	46
6206	RITENZIONE URINARIA CRONICA CON CATETERISMO SALTUARIO	0	0	25
6207	RITENZIONE URINARIA CRONICA (PLURISETTIMANALE)	0	0	35
6208	MEGAVESCICA	0	0	30
6401	AGENESIA DI UN RENE NON COMPLICATA	0	0	21
6402	ANOMALIE NON COMPLICATE DELLA PELVI RENALE	0	0	21
6422	DUPLICITÀ OD ECTOPIA URETERALE BILATERALE	0	0	41
6423	DUPLICITÀ OD ECTOPIA URETERALE MONOLATERALE	0	0	15

6438	GLOMERULONE-FRITE DA IMMUNO-COMPLESSI CON INSUFFICIENZA RE-NALE LIEVE	61	70	0
6439	GLOMERULONEFRI-TE EREDITARIA	0	0	100
6440	IDRONEFROSI BILA-TERALE	41	50	0
6450	IPOPLASIA RENALE BILATERALE	0	0	75
6451	IPOPLASIA SEGMEN-TARIA RENALE SEN-ZA DISTURBI FUN-ZIONALI	0	0	15
6462	NEFRECTOMIA CON RENE SUPERSTITE INTEGRO	0	0	25
6463	NEFROLITIASI CON NECESSITÀ DI DIETA RIGIDA E DI ALME-NO 2 CONTROLLI E/O TRATTAMENTI ANNUALI	21	30	0
6473	PTOSI RENALE BILA-TERALE NON COM-PLICATA	0	0	15
6474	RENE A FERRO DI CAVALLO CON CAL-COLOSI	0	0	45
6475	RENE A FERRO DI CAVALLO CON IDRONEFROSI	0	0	55

6476	RENE A FERRO DI CAVALLO NON COMPLICATO	11	20	0
6477	RENE ECTOPICO PELVICO	0	0	11
6478	TUMORE DI WILMS	0	0	95
6479	RENE MULTICISTICO UNILATERALE NON COMPLICATO	0	0	21
6480	RENE POLICISTICO BILATERALE	0	0	70
6481	SINDROME NEFRO-SICA CON INSUF-FICIENZA RENALE GRAVE	81	90	0
6482	SINDROME NEFRO-SICA CON INSUF-FICIENZA RENALE LIEVE	31	40	0
6483	PIELONEFRITE CRO-NICA	0	0	30
8202	CISTOSTOMIA CON CATETERE A PERMA-NENZA	61	70	0
8206	ESTROFIA DELLA VE-SCICA URINARIA	0	0	80
8207	FISTOLA URETRALE	0	0	15
8208	CISTECTOMIA CON DERIVAZIONE ESTERNA O CON NEOVESCICA E SCARSO CONTROL-LO SFINTERICO	51	60	0

9203	ESITI DI NEFROPA-TIA IN TRATTAMEN-TO DIALITICO PER-MANENTE	91	100	0
9330	TRAPIANTO RENALE	0	0	60

cod.	APPARATO EN-DOCRINO	min.	max.	fisso
1004	IPOTIROIDISMO GRAVE CON RI-TARDO MENTA-LE	0	0	100
7102	ACROMEGALIA SENZA RILEVAN-TI LIMITAZIONI FUNZIONALI	0	0	11
7104	NANISMO IPOFI-SARIO	0	0	50
7105	OBESITÀ - (IN-DICE DI MAS-SA CORPOREA COMPRESO TRA 35 E 40) CON COMPLICANZE ARTROSICHE	31	40	0
9305	ARTROPATIA GOTTOSA CON GRAVE IMPEGNO RENALE	91	100	0
9308	DIABETE INSIPI-DO RENALE	0	0	46

9309	DIABETE MEL-LITO TIPO 1° O 2° CON COMPLI-CANZE MICRO - MACROANGIO-PATICHE CON MANIFESTAZIO-NI CLINICHE DI MEDIOGRADO (CLASSE III)	41	50	0
9310	DIABETE MEL-LITO INSULINO - DIPENDENTE CON MEDIOCRE CONTROLLO METABOLICO E IPERLIPIDEMIA O CON CRISII-POGLICEMICHE FREQUENTI NO-NOSTANTE TE-RAPIA (CLASSE III)	51	60	0
9311	DIABETE MELLI-TO COMPLICATO DA GRAVE NE-FROPATIA E/O RETINOPATIA PROLIFERANTE, MACULOPATIA, EMORRAGIE VITREALIE/O ARTERIOPATIA OSTRUTTIVA (CLASSE IV)	91	100	0

9313	IPERCORTISOLI-SMO CON MA-NIFESTAZIONI CLINICHE CON-CLAMATE	61	70	0
9314	IPERPARATIROI-DISMO PRIMA-RIO	0	0	50
9315	IPOPARATIROI-DISMO NON SUSCETTIBILE DI UTILE TRATTA-MENTO	91	100	0
9316	IPOSURRENALI-SMO GRAVE	91	100	0

cod.	APPARATO LO-COMOTORE - ARTO INFERIO-RE	min.	max.	fisso
7202	ANCHILOSI DI ANCA IN BUONA POSIZIONE	0	0	41
7203	ANCHILOSI DI GINOCCHIO IN FLESSIONE SUPE-RIORE A 40°	0	0	75
7204	ANCHILOSI DI GINOCCHIO IN FLESSIONE TRA 35° E 40°	0	0	55
7205	ANCHILOSI DI GINOCCHIO RET-TILINEA	21	30	0

7210	ANCHILOSI DI TIBIOTARSICA O SOTTOASTRAGA-LICA POSIZIONE SFAVOREVOLE	0	0	30
7211	ANCHILOSI ME-TATARSICA	0	0	12
7214	ANCHILOSI O RI-GIDITÀ DI PIEDE SUPERIORE AL 70%	0	0	14
7217	RIGIDITÀ DI ANCA SUPERIO-RE AL 50%	0	0	35
7218	RIGIDITÀ O LAS-SITÀ DI GINOC-CHIO SUPERIORE AL 50%	0	0	35
7220	ANCHILOSI SOT-TOASTRAGALICA ISOLATA	0	0	11
7221	ESITI DI TRAT-TAMENTO CHI-RURGICO CON ENDOPROTESI DI GINOCCHIO	0	0	30
7223	ESITI DI TRAT-TAMENTO CHI-RURGICO CON ENDOPROTESI D'ANCA	31	40	0
7225	PIEDE PIATTO BI-LATERALE NON COMPLICATO	0	0	7

cod.	APPARATO LOCO-MOTORE - ARTO INFERIORE	min.	max.	fisso
7226	PIEDE PIATTO MO-NOLATERALE NON COMPLICATO	0	0	4
7408	AMPUTAZIONE DI COSCIA	0	0	65
7409	AMPUTAZIONE DI GAMBA SENZA POSSIBILITÀ DI PROTESI	0	0	60
7410	AMPUTAZIONE DI GAMBA TERZO MEDIO PROTESIZ-ZABILE	0	0	46
7411	AMPUTAZIONE DI GAMBA TERZO SU-PERIORE	0	0	60
7412	AMPUTAZIONE DI GINOCCHIO	0	0	55
7415	AMPUTAZIONE TARSO – METATAR-SICA	0	0	46
7418	DISARTICOLAZIO-NE DI ANCA	0	0	85
7419	DISARTICOLAZIO-NE DI GINOCCHIO	0	0	65
7423	EMIPELVECTOMIA	0	0	100
7427	PERDITA DEI DUE ALLUCI	0	0	15
7428	PERDITA DEI DUE PIEDI	0	0	70

7431	PERDITA DI UN PIEDE	0	0	35
cod.	**APPARATO LOCO-MOTORE - ARTO SUPERIORE**	**min.**	**max.**	**fisso**
7201	ANCHILOSI DELLE ARTICOLAZIONI DELLA MANO IN POSIZIONE FAVO-REVOLE	0	0	35
7206	ANCHILOSI DI GO-MITO IN POSIZIO-NE FAVOREVOLE	0	0	30
7207	ANCHILOSI DI POL-SO IN FLESSIONE	0	0	30
7208	ANCHILOSI DI SPALLA IN POSI-ZIONE FAVOREVO-LE	0	0	30
7209	ANCHILOSI DI SPALLA IN POSI-ZIONE SFAVORE-VOLE	0	0	60
7212	ANCHILOSI O RI-GIDITÀ DI GOMITO SUPERIORE AL 70%	0	0	35
7213	ANCHILOSI O RIGI-DITÀ DI MANO SU-PERIORE AL 70%	0	0	46

7215	ANCHILOSI O RIGIDITÀ DI SPALLA SUPERIORE AL 70% IN POSIZIONE FAVOREVOLE	0	0	25
7216	ANCHILOSI O RIGIDITÀ DI SPALLA SUPERIORE AL 70% IN POSIZIONE SFAVOREVOLE	0	0	45
7219	ANCHILOSI RADIOCARPICA	0	0	21
7222	ESITI DI TRATTAMENTO CHIRURGICO CON ENDOPROTESI DI GOMITO	0	0	14
7224	ESITI DI TRATTAMENTO CHIRURGICO CON ENDOPROTESI SCAPOLOOMERALE	0	0	25
7401	AMPUTAZIONE 1° DITO MANO	0	0	25
7402	AMPUTAZIONE 2° DITO MANO	0	0	18
7403	AMPUTAZIONE 3° DITO MANO	0	0	14
7404	AMPUTAZIONE 4° DITO MANO	0	0	8
7405	AMPUTAZIONE 5° DITO MANO	0	0	6
7406	AMPUTAZIONE DI AVAMBRACCIO	0	0	70

7407	AMPUTAZIONE DI BRACCIO	0	0	75
7413	AMPUTAZIONE DI SPALLA	0	0	80
7414	AMPUTAZIONE METACARPALE	0	0	70
7417	ASSENZA CONGENITA DELL'ARTO SUPERIORE	0	0	75
7420	DISARTICOLAZIONE DI GOMITO	0	0	75
7421	DISARTICOLAZIONE DI POLSO	0	0	75
7422	DISARTICOLAZIONE DI SCAPOLA	0	0	80
7424	PERDITA ANATOMICA O FUNZIONALE DELLE DUE MANI	0	0	100
7425	PERDITA ARTO TERZO SUPERIORE O MEDIO DI BRACCIO	0	0	65
7426	PERDITA AVAMBRACCIO TERZO MEDIO	0	0	55
7429	PERDITA DEI DUE POLLICI	0	0	60
7430	PERDITA DI TUTTE LE DITA DI UNA MANO	0	0	65
7432	PERDITA DI UNA MANO	0	0	65

cod.	APPARATO LOCO-MOTORE - RACHI-DE	min.	max.	fisso
7001	ANCHILOSI DI RA-CHIDE TOTALE	0	0	75
7002	ANCHILOSI O RI-GIDITÀ COMPLETA DEL CAPO IN FLES-SIONE O IPERE-STENSIONE	61	70	0
7003	SCOLIOSI AD UNA CURVA SUPERIORE A 40°	31	40	0
7004	SPONDILOARTRITE ANCHILOPOIETICA	0	0	55
7005	SCHISI VERTEBRA-LE	0	0	6
7006	SCOLIOSI A PIÙ CURVE SUPERIORE A 60°	31	40	0
7007	SPONDILOLISI	0	0	7
7008	SPONDILOLISTESI	0	0	12
7009	ANCHILOSI RACHI-DE DORSALE CON CIFOSI DI GRADO ELEVATO	21	30	0
7010	ANCHILOSI RACHI-DE LOMBARE	31	40	0
8101	AGENESIA SACRO-COCCIGEA	0	0	80
8102	AGENESIA SACRO-ILIACA	0	0	80

cod.	SISTEMA NERVO-SO CENTRALE	min.	max.	fisso
1001	ALZHEIMER CON DELIRI O DEPRES-SIONE AD ESORDIO SENILE	0	0	100
1301	ACALCULIA	0	0	10
2001	EPILESSIA GENE-RALIZZATA CON CRISI ANNUALI IN TRATTAMENTO	0	0	20
2002	EPILESSIA GENE-RALIZZATA CON CRISI MENSILI IN TRATTAMENTO	0	0	60
2003	EPILESSIA GENE-RALIZZATA CON CRISI PLURISETTI-MANALI IN TRAT-TAMENTO	0	0	100
2004	EPILESSIA GENE-RALIZZATA CON CRISI QUOTIDIANE	0	0	100
2005	EPILESSIA LOCA-LIZZATA CON CRISI ANNUALI IN TRAT-TAMENTO	0	0	10
2006	EPILESSIA LOCA-LIZZATA CON CRISI MENSILI IN TRAT-TAMENTO	0	0	41

2007	EPILESSIA LOCA-LIZZATA CON CRISI PLURISETTIMANA-LI O QUOTIDIANE IN TRATTAMENTO	91	100	0
2008	SINDROME CERE-BELLARE	41	50	0
2009	SINDROME CERE-BELLARE GRAVE	91	100	0
3001	AFASIA LIEVE	21	30	0
3002	AFASIA MEDIA	61	70	0
3003	AFASIA GRAVE	91	100	0
5029	SINDROME OCCI-PITALE CON EMIA-NOPSIA CONTRO-LATERALE	41	50	0
5030	SINDROME PARIE-TALE CON EMIA-NOPSIA A QUA-DRANTE	0	0	20
7302	EMIPARESI GRAVE O EMIPLEGIA AS-SOCIATA A DISTUR-BI SFINTERICI	0	0	100
7303	EMIPARESI GRAVE O EMIPLEGIA (EMI-SOMA DOMINAN-TE)	61	70	0
7304	EMIPARESI GRAVE O EMIPLEGIA (EMI-SOMA NON DOMI-NANTE)	51	60	0

7305	EMIPARESI (EMISOMA DOMINANTE)	41	50	0
7306	EMIPARESI (EMISOMA NON DOMINANTE)	31	40	0
7332	PARALISI CEREBRALE INFANTILE CON EMIPLEGIA O ATASSIA	91	100	0
7346	SINDROME EXTRAPIRAMIDALE PARKINSONIANA O COREIFORME O COREOATETOSICA GRAVE	91	100	0
7348	SINDROME EXTRAPIRAMIDALE PARKINSONIANA O COREIFORME O COREOATETOSICA	41	50	0
7349	SINDROME PARIETALE APRASSIA BILATERALE MANI	41	50	0
9007	MICROCEFALIA (CON ESCLUSIONE DI DEFICIT DI ALTRE FUNZIONI)	0	0	25
8014	IDROCEFALO DERIVATO	31	40	0

cod.	SISTEMA NERVOSO PERIFERICO	min.	max.	fisso
3004	LESIONE BILATERALE DEI NERVI CRANICI IX-X-XI E XII CON DEFICIT GRAVE DELLA DEGLUTIZIONE, FONAZIONE ED ARTICOLAZIONE DELLINGUAGGIO	91	100	0
5110	PLEGIA DEI MUSCOLI OCULO-MOTORI ESTRINSECI (III N. CRANICO)	21	30	0
5111	PLEGIA DEI MUSCOLI OCULO-MOTORI ESTRINSECI (IV O VI N. CRANICO)	1	10	0
7103	MIELOMENINGOCELE LOMBARE	0	0	45
7301	ATROFIA MUSCOLARE CRONICA PROGRESSIVA INFANTILE	0	0	95

7307	LESIONE DEL NERVO SOT-TOSCAPOLARE (NON DOMINAN-TE)	1	10	0
7308	LESIONE DEL N. CIRCONFLESSO (DOMINANTE)	11	20	0
7309	LESIONE DEL N. CIRCONFLESSO (NON DOMINAN-TE)	1	10	0
7310	LESIONE DEL N. CRURALE	0	0	25
7311	LESIONE DEL N. MEDIANO AL BRACCIO (DOMI-NANTE)	31	40	0
7312	LESIONE DEL N. MEDIANO AL BRACCIO (NON DOMINANTE)	21	30	0
7313	LESIONE DEL N. MEDIANO AL POLSO (DOMI-NANTE)	11	20	0
7314	LESIONE DEL N. MEDIANO AL POLSO (NON DO-MINANTE)	11	0	0

7315	LESIONE DEL N. MUSCOLO-CUTANEO (DOMINANTE)	11	20	0
7316	LESIONE DEL N. MUSCOLO-CUTANEO (NON DOMINANTE)	1	10	0
7317	LESIONE DEL N. RADIALE SOPRA LA BRANCA TRICIPITALE (DOMINANTE)	31	40	0
7318	LESIONE DEL N. RADIALE SOPRA LA BRANCA TRICIPITALE (NON DOMINANTE)	21	30	0
7319	LESIONE DEL N. RADIALE SOTTO LA BRANCA TRICIPITALE (DOMINANTE)	21	30	0
7320	LESIONE DEL N. RADIALE SOTTO LA BRANCA TRICIPITALE (NON DOMINANTE)	11	20	0
7321	LESIONE DEL N. SCIATICO (TRONCO COMUNE)	21	30	0

7322	LESIONE DEL N. SCIATICO - POPLITEO ESTERNO	0	0	25
7323	LESIONE DEL N. SOTTOSCAPOLARE (DOMINANTE)	11	20	0
7324	LESIONE DEL N. ULNARE AL BRACCIO (DOMINANTE)	21	30	0
7325	LESIONE DEL N. ULNARE AL BRACCIO (NON DOMINANTE)	11	20	0
7326	LESIONE DEL N. ULNARE AL POLSO (DOMINANTE)	11	20	0
7327	LESIONE DEL N. ULNARE AL POLSO (NON DOMINANTE)	1	10	0
7328	LESIONE RADICOLARE - TIPO DEJERINE KLUMPKE (DOMINANTE)	51	60	0
7329	LESIONE RADICOLARE - TIPO DEJERINE KLUMPKE (NON DOMINANTE)	41	50	0

7330	LESIONE RADI-COLARE - TIPO ERB-DUCHENNE (DOMINANTE)	41	50	0
7331	LESIONE RADI-COLARE - TIPO ERB-DUCHENNE (NON DOMINAN-TE)	31	40	0
7333	PARAPARESI CON DEFICIT DI FORZA GRAVE O PARAPLEGIA AS-SOCIATA O NON A DISTURBI SFIN-TERICI	0	0	100
7334	PARAPARESI CON DEFICIT DI FOR-ZA LIEVE	31	40	0
7335	PARAPARESI CON DEFICIT DI FOR-ZA MEDIO	51	60	0
7336	PARESI DELL'AR-TO INFERIORE CON DEFICIT DI FORZA GRAVE O PLEGIA	41	50	0

7337	PARESI DELL'ARTO INFERIORE CON DEFICIT DI FORZA GRAVE O PLEGIA ASSOCIATA AD INCONTINENZA SFINTERICA	71	80	0
7338	PARESI DELL'ARTO INFERIORE CON DEFICIT DI FORZA LIEVE	11	20	0
7339	PARESI DELL'ARTO INFERIORE CON DEFICIT DI FORZA MEDIO	21	30	0
7340	PARESI DELL'ARTO SUPERIORE DOMINANTE CON DEFICIT DI FORZA LIEVE	21	30	0
7341	PARESI DELL'ARTO SUPERIORE DOMINANTE CON DEFICIT DI FORZA MEDIO	41	50	0
7342	PARESI DELL'ARTO SUPERIORE DOMINANTE CON DEFICIT DI FORZA GRAVE O PLEGIA	61	70	0

7343	PARESI DELL'AR-TO SUPERIORE NON DOMINAN-TE CON DEFICIT DI FORZA LIEVE	21	30	0
7344	PARESI DELL'AR-TO SUPERIORE NON DOMINAN-TE CON DEFICIT DI FORZA MEDIO	31	40	0
7345	PARESI DELL'AR-TO SUPERIORE NON DOMINAN-TE CON DEFICIT DI FORZA GRAVE O PLEGIA	51	60	0
7350	TETRAPARESI CON DEFICIT DI FORZA MEDIO	71	80	0
7351	TETRAPARESI CON DEFICIT DI FORZA GRAVE O TETRAPLEGIA CON ASSOCIA-ZIONE O NON A INCONTINENZA SFINTERICA	0	0	100

9101	SINDROME DELLA CAUDA EQUINA COMPLETA CON DISTURBI SFINTERICI E ANESTESIA A SELLA	61	70	0
cod.	**APPARATO PSICHICO**	**min.**	**max.**	**fisso**
1002	DEMENZA INIZIALE	61	70	0
1003	DEMENZA GRAVE	0	0	100
1005	INSUFFICIENZA MENTALE LIEVE	41	50	0
1006	INSUFFICIENZA MENTALE MEDIA	61	70	0
1007	INSUFFICIENZA MENTALE GRAVE	91	100	0
1101	ESITI DI SOFFERENZA ORGANICA ACCERTATA STRUMENTALMENTE CHE COMPORTI ISOLATI E LIEVI DISTURBI DELLA MEMORIA	11	20	0

1102	ESITI DI SOFFE-RENZA ORGANI-CA ACCERTATA STRUMENTAL-MENTE CHE COMPORTI DI-STURBI DI ME-MORIA DI MEDIA ENTITÀ	21	30	0
1103	ESITI DI SOFFE-RENZA ORGANI-CA ACCERTATA STRUMENTAL-MENTE CHE COMPORTI GRAVI DISTURBI DELLA MEMORIA	41	50	0
1201	NEVROSI FOBICA OSSESSIVA E/O IPOCONDRIACA DI MEDIA ENTITÀ	21	30	0
1202	NEVROSI FOBICA OSSESSIVA LIEVE	0	0	15
1203	NEVROSI FOBICA OSSESSIVA GRA-VE	41	50	0
1204	PSICOSI OSSESSI-VA	71	80	0
1205	NEVROSI ISTERI-CA LIEVE	0	0	15
1206	NEVROSI ISTERI-CA GRAVE	41	50	0

1207	SINDROME DELI-RANTE CRONICA GRAVE CON NE-CESSITÀ TERAPIA CONTINUA	0	0	100
1208	SINDROME SCHI-ZOFRENICA CRONICA CON RIDUZIONE DEL-LA SFERA ISTIN-TIVO-AFFETTIVA E DIMINUZIONE DELLA ATTIVITÀ PRAGMATICA	31	40	0
1209	SINDROME SCHI-ZOFRENICA CRO-NICA GRAVE CON AUTISMO DELI-RIO O PROFONDA DISORGANIZZA-ZIONE DELLA VITA SOCIALE	0	0	100

1210	SINDROME SCHI-ZOFRENICA CR. CON DISTURBI DEL COMPORTA-MENTO E DEL-LE RELAZIONI SOCIALI E LIMI-TATACONSER-VAZIONE DELLE CAPACITÀ INTEL-LETTUALI	71	80	0
1211	SINDROME DELI-RANTE CRONICA	71	80	0
2201	DISTURBI CICLO-TIMICI CON CRISI SUBENTRANTI O FORME CRONI-CHE GRAVI CON NECESSITÀ DI TERAPIA CONTI-NUA	0	0	100
2202	DISTURBI CICLO-TIMICI CHE CON-SENTONO UNA LIMITATA ATTI-VITÀ PROFESSIO-NALE E SOCIALE	0	0	36
2203	DISTURBI CI-CLOTIMICI CON RIPERCUSSIONI SULLA VITA SO-CIALE	51	60	0

2204	SINDROME DE-PRESSIVA ENDO-REATTIVA LIEVE	0	0	10
2205	SINDROME DE-PRESSIVA ENDO-REATTIVA MEDIA	0	0	25
2206	SINDROME DE-PRESSIVA ENDO-REATTIVA GRAVE	31	40	0
2207	NEVROSI ANSIO-SA	0	0	15
2208	SINDROME DE-PRESSIVA ENDO-GENA LIEVE	0	0	30
2209	SINDROME DE-PRESSIVA ENDO-GENA MEDIA	41	50	0
2210	SINDROME DE-PRESSIVA ENDO-GENA GRAVE	71	80	0
2301	ESITI DI SOFFE-RENZA ORGANI-CA ACCERTATA STRUMENTAL-MENTE CHE COMPORTI DI-STURBI DEL COM-PORTAMENTO DI MEDIA ENTITÀ	21	30	0

2302	ESITI DI SOFFE-RENZA ORGANI-CA ACCERTATA STRUMENTAL-MENTE CHE COMPORTI GRAVI DISTURBI DEL COMPORTAMEN-TO	41	50	0
2303	ESITI DI SOFFE-RENZA ORGANI-CA ACCERTATA STRUMENTAL-MENTE CHE COMPORTI ISO-LATI E LIEVI DI-STURBI DEL COM-PORTAMENTO	11	20	0

cod.	APPARATO UDITI-VO	min.	max.	fisso
4001	ACUFENI PERMA-NENTI O SUB-CON-TINUI DI FORTE IN-TENSITÀ E INSORTI DA PIÙ DI TRE ANNI	0	0	2

4002	LESIONE DEI DUE PADIGLIONI AURICOLARI CHE RENDE INAPPLICABILE LA PROTESI ACUSTICA QUANDO NECESSARIA	0	0	21
4003	LESIONE DI UN PADIGLIONE AURICOLARE CHE RENDE INAPPLICABILE LA PROTESI ACUSTICA QUANDO NECESSARIA	0	0	13
4004	PERDITA UDITIVA BILATERALE SUPERIORE A 275 dB SULLO ORECCHIO MIGLIORE	0	0	65
4005	PERDITE UDITIVE MONO E BILATERALI PARI O INFERIORI A 275 dB (PUNTEGGIO DA 0 A 59 COME DA TABELLA ALLEGATA)(*)	0	0	0
4006	RECRUITMENT BILATERALE STRUMENTALMENTE ACCERTATO	0	0	5

4007	SOGLIA UDITIVA A FORTE PENDENZA BILATERALE CON DIFFERENZA DI SOGLIA SUPERIORE A 40 dB FRA DUE FREQUENZE CON-TIGUE	0	0	5
4008	SORDOMUTISMO O SORDITÀ PRELIN-GUALE DA PERDI-TA UDITIVA GRAVE BILATERALE CON EVIDENTI FONOLO-GOPATIE AUDIOGE-NE	0	0	80
4009	STENOSI SERRA-TA IRREVERSIBILE BILATERALE DEL CONDOTTO UDITI-VO ESTERNO CHE RENDE INAPPLICA-BILE LA PROTESI ACUSTICA QUAN-DO RICHIESTA LA PROTESIZZAZIONE PER VIA AEREA	0	0	16

4010	STENOSI SERRATA IRREVERSIBILE MONOLATERALE DEL CONDOTTO UDITIVO ESTERNO CHE RENDE INAPPLICABILE LA PROTESI ACUSTICAQUANDO RICHIESTA LA PROTESIZZAZIONE PER VIA AEREA	0	0	11
4012	TIMPANOPATIA CRONICA BILATERALE CHE RENDE INAPPLICABILE LA PROTESI ACUSTICA QUANDO RICHIESTA LA PROTESIZZAZIONEPER VIA AEREA	0	0	30
4013	TIMPANOPATIA CRONICA MONOLATERALE CHE RENDE INAPPLICABILE LA PROTESI ACUSTICA QUANDO RICHIESTA LAPROTESIZZAZIONE PER VIA AEREA	0	0	15
4201	OTITE CRONICA BILATERALE A TIMPANO APERTO CON OTORREA PERSISTENTE	0	0	20

4202	OTITE CRONICA MONOLATERALE A TIMPANO APERTO CON OTORREA PERSISTENTE	0	0	10
4203	STENOSI SERRATA IRREVERSIBILE BILATERALE DEL CONDOTTO UDITIVO ESTERNO	0	0	11
4204	STENOSI SERRATA IRREVERSIBILE MONOLATERALE DEL CONDOTTO UDITIVO ESTERNO	0	0	7

cod.	APPARATO VESTIBOLARE	min.	max.	fisso
4101	SINDROME VESTIBOLARE CENTRALE	11	20	0
4102	SINDROME VESTIBOLARE DEFICITARIA BILATERALE	31	40	0
4103	SINDROME VESTIBOLARE DEFICITARIA UNILATERALE BEN COMPENSATA	0	0	6
4104	SINDROME VESTIBOLARE DEFICITARIA UNILATERALE MAL COMPENSATA	21	30	0
4105	VERTIGINE BEN SISTEMATIZZATA	1	10	0
4106	VERTIGINE DI POSIZIONE E NISTAGMO DI POSIZIONE (VERTIGINE OTOLITICA POSIZIONALE)	11	20	0
4107	VERTIGINI IN GRANDI CRISI PAROSSISTICHE	31	40	0

cod.	APPARATO VISIVO	min.	max.	fisso
5001	ANOFTALMO CON POSSIBILITÀ DI APPLICARE PROTESI ESTETICA	0	0	30

5002	ANOFTALMO SENZA POSSIBILI-TÀ DI APPLICARE PROTESI ESTETI-CA	31	40	0
5003	CATARATTA (CONGENITA - TRAUMATICA - SENILE) SENZA RIDUZIONE DEL VISUS INTERVEN-TO CHIRURGICO POSSIBILE	0	0	5
5004	CECITÀ BINOCU-LARE	0	0	100
5005	CECITÀ MONO-CULARE	0	0	30
5006	CECITÀ MONO-CULARE CON VISUS DELL'OC-CHIO CONTRO-LATERALE SUP. 1/20 - INF. 3/50	8	19	00
5007	CECITÀ MONO-CULARE - VISUS CONTROLATE-RALE SUP. 3/50 - INF. 1/10 CON RIDUZIONE DEL CAMPO VISIVO DI 30°	71	80	0

TABELLA PER LA VALUTAZIONE DELLE MENOMAZIONI UDITIVE

	70-80	85-95	100-110	115-125	130-140	145-155	160-170	175-185	190-200	205-215	220-230	235-245	250-260	265-275
70-80	0													
85-95	1	4.5												
100-110	2	6	9											
115-125	3	7	10	13.5										
130-140	4.5	8	11	15	18									
145-155	6	9	12	16	19	22.5								
160-170	7	10	13.5	17	20	24	27							
175-185	8	11	15	18	21	25	28	31.5						
190-200	9	12	16	19	22.5	26	29	33	36					
205-215	10	13.5	17	20	24	27	30	34	37	40.5				
220-230	11	15	18	21	25	28	31.5	35	38	42	45			
235-245	12	16	19	22.5	26	29	33	36	39	43	46	49.5		
250-260	13.5	17	20	24	27	30	34	37	40.5	44	47	51	54	
265-275	15	18	21	25	28	31.5	35	38	42	45	48	52	55	58.5

5017	EMIANOPSIA IN-FERIORE	0	0	41
5018	EMIANOPSIA NASALE	0	0	10
5019	EMIANOPSIA OMONIMA	0	0	40
5020	EMIANOPSIA SU-PERIORE	0	0	10
5021	EMIANOPSIE MONOCULARI - CONSERVAZIO-NE DEL VISUS CENTRALE	0	0	20
5022	EMIANOPSIE MO-NOCULARI - SEN-ZA CONSERVA-ZIONE DEL VISUS CENTRALE	0	0	60
5023	MALATTIE DEL VITREO CON VI-SUS INFERIORE A 5/10	0	0	10
5024	QUADRANTOP-SIE - SUPERIORE O INFERIORE	0	0	10

5025	RESTRINGIMENTO CONCENTRICO DEL CAMPO VISIVO CON CAMPO RESIDUO FRA 10° E 30° DAL PUNTO DI FISSAZIONE DI UN SOLO OCCHIO	0	0	10
5026	RESTRINGIMENTO CONCENTRICO DEL CAMPO VISIVO CON CAMPO RESIDUO FRA 10° E 30° IN ENTRAMBI GLI OCCHI	31	40	0
5027	RESTRINGIMENTO CONCENTRICO DEL CAMPO VISIVO CON CAMPO RESIDUO INFERIORE A 10° IN UN SOLO OCCHIO	0	0	15

5028	RESTRINGIMEN-TO CONCENTRI-CO DEL CAMPO VISIVO CON CAMPO RESIDUO INFERIORE A 10° IN ENTRAMBI GLI OCCHI	0	0	80
5031	PERDITE DEL VI-SUS MONO E BI-NOCULARI (PUN-TEGGIO COME DA TABELLA AL-LEGATA) (*)	0	0	0
5101	COLOBOMA	0	0	5
5102	CORIORETINI-TE - ESITI CICA-TRIZIALI SENZA RIDUZIONE DEL VISUS O CAMPI-METRICA	0	0	5
5103	DISTACCO DI RE-TINA - OPERATO CON RECUPERO DELLA FUNZIO-NE	0	0	5
5104	ECTROPION PAL-PEBRALE	0	0	8
5105	ENTROPION PAL-PEBRALE	1	10	0
5106	GLAUCOMA AC-QUISITO	11	20	0

5107	GLAUCOMA CONGENITO	0	0	10
5108	OCCHIO SECCO	1	10	0
5109	PARALISI DEL M. ORBICOLARE	1	10	0
8005	EPIFORA	1	10	0

TABELLA PER LA VALUTAZIONE DEI DEFICIT VISI-VI BINOCULARI VISUS

VISUS	9/10 8/10	7/10 6/10	5/10 4/10	3/10	2/10	1/10	1/20	MENO DI 1/20
9/10 a 8/10	0	2	3	5	7	10	15	20
7/10 a 6/10	2	3	5	7	10	15	20	30
5/10 a 4/10	3	5	7	10	15	20	30	40
3/10	5	7	10	15	20	30	40	60
2/10	7	10	15	20	30	40	60	70
1/10	10	15	20	30	40	60	70	80
1/20	15	20	30	40	60	70	80	100
MENO DI 1/20	20	30	40	60	70	80	100	100

cod.	APPARATO OLFATTORIO	min.	max.	Fisso
6801	ANOSMIA	0	0	20
6802	IPOSMIA A CARATTERE CRONICO	1	10	0

cod.	APPARATO FISIO-GNOMICO	min.	max.	fisso
8004	CICATRICI DETUR-PANTI VISO	0	0	11
8008	MUTILAZIONE GRAVE DEL NASO	11	20	0
8010	SCALPO SUBTOTA-LE	0	0	21
8011	SCALPO TOTALE	0	0	35
8012	PERDITA O GRA-VISSIMA DEFOR-MAZIONE DEI DUE PADIGLIONI AU-RICOLARI SENZA COMPROMISSIONE UDITIVA	0	0	25
8013	PERDITA O GRA-VISSIMA DEFOR-MAZIONE DI UN PADIGLIONE AU-RICOLARE SENZA COMPROMISSIONE UDITIVA	0	0	11
cod.	APPARATO FONA-TORIO	min.	max.	fisso
3101	AFONIA COMPLE-TA E PERMANENTE CON IMPEDITO CONTATTO VER-BALE	0	0	45
3102	CORDECTOMIA MONOLATERALE	0	0	30

3103	DISFONIA CRONICA LIEVE	1	10	0
3104	DISFONIA CRONICA MEDIA	11	20	0
3105	DISFONIA CRONICA GRAVE	21	30	0
3106	PERDITA TOTALE DELLA LINGUA	71	80	0
3107	EMILARINGECTOMIA	0	0	35
3108	LARINGECTOMIA TOTALE	0	0	75
3109	LARINGECTOMIA TOTALE CON TRACHEOSTOMIA DEFINITIVA	0	0	80

cod.	APPARATO STOMATOGNATICO	min.	max.	fisso
6701	ANODONTIA	0	0	23
6702	EDENTULISMO PARZIALE LATERO - POSTERIORE BILATERALE NON PROTESIZZABILE	11	20	0
6703	EDENTULISMO TOTALE NON PROTESIZZABILE	21	30	0
6704	EDENTULISMO TOTALE PROTESIZZABILE	11	20	0

6705	LUSSAZIONE ABITUALE DELLA ARTICOLAZIONE TEMPORO - MANDIBOLARE	11	20	0
6706	MACROGLOSSIA	0	0	10
6707	MALOCCLUSIONE GLOBALE	11	20	0
8001	AGENESIA MASCELLARE SUP. O INF.	0	0	41
8002	CHEILOGNATOPALATOSCHISI (GOLA LUPINA)	0	0	80
8003	CHEILOSCHISI (LABBRO LEPORINO)	0	0	10
8009	OLOPRESENCEFALIA O SINDR. DI BINDER	0	0	100

cod.	APPARATO RIPRODUTTIVO	min.	max.	fisso
6601	ANORCHIDIA	0	0	20
6602	CRIPTORCHIDIA	0	0	5
6603	ISTERECTOMIA TOTALE IN ETÀ FERTILE	0	0	25
6604	SALPINGECTOMIA BILATERALE IN ETÀ FERTILE	0	0	35
8006	MAMMECTOMIA	0	0	34

cod.	PATOLOGIA CON-GENITA O MAL-FORMATIVA	min.	max.	fisso
1008	SINDROME DI HARTNUP	0	0	95
1009	TRISOMIA 21 CON RITARDO MENTALE GRAVE	0	0	100
6430	FIBROSI CISTICA DEL PANCREAS CON PNEUMOPATIA CRONICA	0	0	100
9304	SINDROME DI KLINEFELTER	0	0	25
9324	SINDROME DI TURNER	0	0	41
9336	TRISOMIA 18 - SINDROME DI EDWARDS	0	0	100
9337	TRISOMIA 21	0	0	75

cod.	PATOLOGIA IMMUNITARIA	min.	max.	fisso
9302	ANEMIA EMOLITICA AUTOIMMUNE	0	0	41
9303	ARTRITE REUMATOIDE CON CRONICIZZAZIONE DELLE MANIFESTAZIONI	0	0	50
9312	GAMMAPATIA MONOCLONALE BENIGNA	0	0	25

9319	LINFOMI LINFO-BLASTICI (NON HODGKIN)	0	0	60
9320	LUPUS ERITEMA-TOSO SISTEMICO SENZA GRAVE IM-PEGNO VISCERALE	41	50	0
9331	IMMUNODEFICIEN-ZA SECONDARIA ASINTOMATICA CON LINFOCITI CD4 + > 500/MMCC	0	0	15
9332	IMMUNODEFICIEN-ZA SECONDARIA ASINTOMATICA CON LINFOCITI CD4 + < 500/MMCC	41	50	0
9333	IMMUNODEFICIEN-ZA SECONDARIA CONCLAMATA CON EVIDENZA DI INFEZIONI OPPOR-TUNISTICHE O TU-MORI CORRELATI	91	100	0
cod.	**PATOLOGIA NEO-PLASTICA**	**min.**	**max.**	**fisso**
9322	NEOPLASIE A PRO-GNOSI FAVOREVO-LE CON MODESTA COMPROMISSIONE FUNZIONALE	0	0	11

9323	NEOPLASIE A PROGNOSI FAVOREVOLE CON GRAVE COMPROMISSIONE FUNZIONALE	0	0	70
9325	NEOPLASIE A PROGNOSI INFAUSTA O PROBABILMENTE SFAVOREVOLE NONOSTANTE ASPORTAZIONE CHIRURGICA	0	0	100

cod.	PATOLOGIA SISTEMICA	min.	max.	fisso
7101	ACONDROPLASIA	0	0	60
9306	DERMATOMIOSITE O POLIMIOSITE	0	0	35
9307	DIABETE GLUCOFOSFO-AMINICO (SINDR. DI FANCONI)	0	0	60
9317	MORBO DI COOLEY (THALASSEMIA MAJOR)	0	0	90
9326	SCLERODERMIA CON LIEVE COMPROMISSIONE VISCERALE	41	50	0
9327	POLIARTERITE NODOSA SENZA GRAVE COMPROMISSIONE VISCERALE	41	50	0

Qualche esempio di certificazioni

Gli esempi che seguono non intendono certo sminuire il lavoro, anche puntiglioso, di alcuni colleghi, ma semplicemente essere utili per rendere più semplice ed efficace il lavoro del Medico di famiglia.

Anamnesi
IPERTENSIONE ARTERIOSA DA ANN
ICTUS CEREBRALE E NE 1998
INSUFFICIENZA VENOSA ARTI INF.
RICOVERO A VIMERCATE 2011 PER FRATTURA
TIBIOPERONEALE DX
GASTRITE EROSIVA CON ANEMIZZAZIONE
ATTUALMENTE RICOVERATA H. MERATE PER
ULCERA INFETTA ARTO INF SX VENOSA CON
STATO DI SHOCK

Obiettività
VIGILE, EUPNOICA

Diagnosi
VEDERE ANAMNESI

Commento: manca la diagnosi.
L'anamnesi cui il collega rinvia è totalmente inutile ai
fini di una valutazione di IC.
L'obiettività sembrerebbe descrivere una paziente in ottime condizioni.

Anamnesi
IPERCOLESTEROLEMIA, DIABETE MELLITO
DI 2° TIPO esordito recentemente S. DEPRESSIVA
da alcuni anni. Nell'ultimo anno progressiva
perdita dell'autonomia con deficit cognitivo per
cui viene posta diagnosi di S. DEMENZIALE
AD EZIOLOGIA MISTA (DEGENERATIVA_
VASCOLARE): in data 25/1/10 pratica TAC ecne-
falo che evidenzia esiti ischemici in sede temporo-
occipitale sx. In data 22/6/2010 pratica VISITA
GERIATRICA_ IADL 3/8, ADL5/6MMSE 20/30 con
evidenza di perdita di autonomia e necessità di
accompagnamento

Obiettività
Alt 165 cm, peso 60 kg
PA 130/80 fc 72r

Diagnosi
S. DEMENZIALE AD EZIOLOGIA MISTA,
DEGENERATIVA VASCOLARE
DIABETE MELLITO DI 2° TIPO,
IPERCOLESTEROLEMIA S. DEPRESSIVA
Si richiede INDENNITA' di
ACCOMPAGNAMENTO come da richiesta Visita
geriatrica del 22/6/10

Commento: in anamnesi il dato di MMSE 20/30 non è
adeguato per una richiesta di accompagnamento, che comunque non spetta al Medico di Famiglia.
L'obiettività è irrilevante ai fini della pratica in corso

Anamnesi
Dalla nascita rene policistico con I.R.C.
Episodi di coliche renali in calcolosi.
Ipertensione arteriosa in terapia con Ace-inibitore.
Riscontro a ecografia T.R. (28/11/12) di I.P.B.
Alluce valgo a sin.
Ipercolesterolemia lieve.
Pregr. intervento per deviaz. setto nasale (giugno 2012)

Obiettività
Buone condizioni generali. Asintomatico. PA: 145/80
Compenso c.c. buono.
Addome trattabile, non dolorabile.
Alvo e diuresi regolari
Non edemi declivi.

Diagnosi
Rene policistico congenito
Insufficienza renale cronica
Calcolosi renale
Ipertensione arteriosa
Ipertrofia prostativa benigna
Alluce valgo a sin.
Lieve ipercolesterolemia
Sinusite cronica
Pregresso intervento per deviazione del setto nasale

Commento: in tale paziente vi è un elenco di patologie irrilevanti "pregresso intervento per deviazione setto nasale (giugno 2012) – ipercolesterolemia lieve – alluce valgo a sx" mentre manca la precisazione sulla gravità dell'IRC: nella specie si trattava di un paziente con creatinina 1.26 e filtrato glomerulare di circa 89 ml/min. Quindi non in grave IRC

Anamnesi

Affetta da diversi anni da gozzo multinodulare non tossico con estensione cervico mediastinica fino a raggiungere l'imbocco toracico. Riscontro di diffusa osteoporosi nel 1996 con discopatia C6-C7 e discopatia cogenerative multiple al tratto lombare che condizionano soliosi sinistro convessa. Nel 2000 per ipertensione severa riscontro ad ecocardio di marcata ipertrofia concentrica del ventricolo sin. e arteriosclerosi dei lembi condizionante insufficienza aortica ridotta compliance venricolare sin. e insufficienza mitralica. Ricovero nel 2002 per pancreatite conseguente a liliasi biliare. Riscontro di cataratta nel 2002 inoperabile per condizioni generali e concomitante glaucoma PS Herpes zoster in data imprecisata. Riferite diverse cadute a seguito di vertigine parossistica. Nel 2008 riscontro di stenosi crotidea bilaterale con valori del 70-80% a sin. e del 60-70% a dx condizionanti gli episodi lipotimici.

Obiettività

Condizioni generali scadute. Toni ritmici e valori addome trattabili. Collo discreta ipertrofia nodulare del lobo sin Murmure vescicolare ridotto su tutto l'ambito. Rallentamento ideo-motorio iporeflessia Cifoscoliotica dorsale importante. Grave ipoacusia bilaterale. Diminuzione del visus importante.

Diagnosi

Cardiopatia ipertensiva, citoscoliosi dorsale, stenosi carotidea bilaterale, demenza senile, cataratta bilaterale, ipoacusia bilaterale, gozzo tiroideo, bilaterale, osteoporosi, calcolosi colecistica, esofagite da reflusso.

Commento: in diagnosi si leggono elementi utili: "demenza senile" di cui non si specifica la gravità – cifoscoliosi dorsale.
Si legge anche "gozzo tiroideo bilaterale" (ne esistono di altri organi? Anche la sua bilateralità non è spiegata) mentre l'anamnesi riporta patologie francamente inutili: Herpes Zoster in data imprecisata.

Anamnesi

DETERIORAMENTO COGNITIVO SENILE IN ENCEFALOPATIA DEGENERATIVA (PAZIENTE SEGUITA c/o ISTITUTO BESTA). ACCESSO IN PS NEL NOVEMBRE 2012 PER DIFFICOLTA' AD ARTICOLARE LE PAROLE. LIEVE PEGGIORAMENTO DELLA DEAMBULAZIONE; POSSIBILE TIA EMISFERICO SX (TAC ENCEFALO NON HA EVIDENZIATO LESIONI IN FASE ACUTA) PRESBIASCUSIA – CATARATTA BILATERALE – PREGRESSA IRIDOTOMIA YAG LASER – IPERTENSIONE ARTERIOSA – BAV DI PRIMO GRADO NON COSTANTE – NEL 1982 INTERVENTO PER ERNIA OMBELICALE – NEL 2006 DIAGNOSI DI POLIMIALGIA REUMATICA – ERNIA JATALE – ERNIA EPIGASTRICA PER CUI NEL DICEMBRE 2010 LA PAZIENTE VENIVA SOTTOPOSTA AD INTERVENTO DI ERNIOALLOPLASTICA EPIGASTRICA – PREGRESSA ASPORTAZIONE OVAIO SX PER CISTI -IPERCOLESTEROLEMIA – INTOLLERANZA GLUCIDICA – S. TUNNEL CARPALE SINISTRO – SCOLIOSI – CEDIMENTO STRUTTURALE SU BASE TRAUMATICA DI L3 – ARTROSI RACHIDE L-S-COXARTROSI BILATERALE – EVIDENZA MAMMOGRAFICA DI PICCOLO ADDENSAMENTO DISPLASICO QIE MAMMELLA SX – ATEROMASIA CAROTIDEA BILATERALE NON STENOSANTE

Esame obiettivo
PA 120/70 FC 70 BPM – MV PRESENTE SU TUTTO
L'AMBITO – ADDOME TRATTABILE

Diagnosi
DETERIORAMENTO COGNITIVO SENILE IN
ENCEFALOPATIA DEGENERATIVA (PAZIENTE
SEGUITA c/o ISTITUTO BESTA). ACCESSO IN
PS NEL NOVEMBRE 2012 PER DIFFICOLTA'
AD ARTICOLARE LE PAROLE. LIEVE
PEGGIORAMENTO DELLA DEAMBULAZIONE;
POSSIBILE TIA EMISFERICO SX (TAC
ENCEFALO NON HA EVIDENZIATO LESIONI
IN FASE ACUTA) PRESBIASCUSIA –
CATARATTA BILATERALE – PREGRESSA
IRIDOTOMIA YAG LASER – IPERTENSIONE
ARTERIOSA – BAV DI PRIMO GRADO NON
COSTANTE – NEL 1982 INTERVENTO PER
ERNIA OMBELICALE – NEL 2006 DIAGNOSI DI
POLIMIALGIA REUMATICA – ERNIA JATALE –
ERNIA EPIGASTRICA PER CUI NEL DICEMBRE
2010 LA PAZIENTE VENIVA SOTTOPOSTA
AD INTERVENTO DI ERNIOALLOPLASTICA
EPIGASTRICA – PREGRESSA ASPORTAZIONE
OVAIO SX PER CISTI -IPERCOLESTEROLEMIA
– INTOLLERANZA GLUCIDICA – S. TUNNEL
CARPALE SINISTRO – SCOLIOSI – CEDIMENTO
STRUTTURALE SU BASE TRAUMATICA DI
L3 – ARTROSI RACHIDE L-S-COXARTROSI
BILATERALE – EVIDENZA MAMMOGRAFICA
DI PICCOLO ADDENSAMENTO DISPLASICO

QIE MAMMELLA SX – ATEROMASIA CAROTIDEA BILATERALE NON STENOSANTE

Terapia
CARIOASPRIN 100MG CPR – ARICEPT 5 MG CPR – PRITORPLUS 80/12,5 CPR – ANTRA 20 MG CPR

Commento: a fronte di una diagnosi chiara "Deterioramento cognitivo senile", vi sono in anamnesi decine di patologie che non rilevano (ad esempio "addensamento dsplastico QIE mammella sx – ernia jatale – ateromasia carotidea non stenosante ecc.") e rendono complesso individuare i reali problemi: "deterioramento cognitivo" (di che grado?) – scoliosi – cedimento somatico L3 – artrosi rachide.

Anamnesi
Osteoartrosi colelitiasi, IVU recidiva, diabete mellito di tipo 2°, obesità, ipertensione arteriosa

Obiettività
Paziente vigile, orientata nello spazio e parzialmen-
te nel tempo, buon compenso emodinamico

Diagnosi
Shock cardiogeno concomitante sepsi da IVU

Commento: nella specie la diagnosi descrive un evento
acuto, che non rileva.
Sarebbe stato utile indicare lo stato attuale.
In obiettività si legge di parziale orientamento nel tempo:
utile approfondire tramite visita Geriatrica o Neurologica
con test.
Manca in diagnosi il richiamo al Diabete mellito: di che
tipo e gravità?

Anamnesi
Diabete mellito tipo 2, retinopatia diabetica, ipomo-
bilità diffusa, pregressa ischemia critica arto inferiore sin, trombectomia femoro-poplidea

Obiettività
Paziente ipomobile confusa, arti inferiori atrofici da
ridotta vascolarizzazione.

Diagnosi
Diabete mellito tipo 2, retinopatia diabetica, ipomo-
bilità diffusa, pregressa ischemia critica arto inferiore sin, trombectomia femoro-poplidea

Commento: la diagnosi è stata eseguita con uno sbrigati-
vo "copia/incolla" dall'anamnesi. Il dato della trombectomia e pregressa ischemia critica poco rilevano: qual è lo
stato attuale, o meglio la difficoltà deambulatoria?

Anmnesi

2010 DIAGNOSI DI CARCINOMA PROSTATICO TRATTATO PRIMA CON ANDROCUR 100 1C/DIE E ATTUALMENTE CON AVODART, 15/11/12 A SEGUITO DI EPISODIO DI MARCOEMATURIA DIAGNOSI DI CARCINOMA UROTELIALE DI ALTO GRADO G2 DELLA VESCICA, INFILTRANTE IL CONNETTIVO SOTTOEPITELIALE PT1. EMOTRASFUSO CON 3 SACCHE DI TALE OCCASIONE PER HB 7.7. 2/2013 PER TREMORE ARTI INFERIORI DIAGNOSI DI SINDROME DELLE GAMBE SENZA RIPOSO IN TERAPIA CON ENDOMIDOLLARI DI TITANIO. RICOVERO COMPLICATO DA RECIDIVA DI MARCOEMATURA (POLITRASFUSO CON 7 UNITA' DI EMAZIE) E POLMONITE A MULTIFOCOLAI. 8/11/13 PASSAGGIO DA REP ORTEOPEDIA A UO OGERIATRIA PER TRATTAMENTO DELLA POLMONITE E INDAGINI PRELIMINARE PER STABILIRE RISCHIO OPERATORIO IN VISTA DI INDAGINI UROLOGICHE. VIS CARDIOLOGICA FAP CRONICA STABILIZZATA IN TRATTAMENTO DA TEMPO CON CARDIOASA, ECOCARDIO: STENOSI AORTICA MODERATA, MODERATA INS.

Esame obiettivo

SEGUE ANMNESI: ASSOCIATA STENO-INS. MITRALICA. MODERATA DILATAZIONE ATRIO SIN E INS TRICUSPIDALE, RX TORACE MOSTRA PROGRESSIVA REGRESSIONE DI

FOCOLAI PNEUMONICI, MA PERSISTENZA DI VERSAMENTO PLEURICO BILATERALE MAGGIORE A DX FINO AI 2/3 INFERIORI DI EMITORACI. VIS ANESTESIOLOGICA: RISCHIO OPERATORIO ALTO. UO UROLOGIA: TURBT RESEZIONE DI NEOFORMAZIONE DI 5 CM SEDE RETROTRIGONALE DX E DI LESIONE DI 4 CM SEDE RETROTRIGONALE IN ATTESA DI ESAME ISTOLOGICO DI CONFERMA NEOPLASTICA 2013 RX BRACCIO SIN: ESISTI DI OSTEOSINSTESI DI FRATTURA SCOMPOSTA CON PARZIALE SOVRAPPOSIZIONE DEI FRAMMENTI AL TERZO MEDIO DI OMERO. EO: PZ ALLETATO, PORTATORE DI CATETERE VESCICALE CON URINE ROSATE: DOPPIA PROTESI ACUSTICA DAL 2009. PZ UCIDO ORIENTATO S/P COLLABORANTE CUTE E MUCOSE PALLIDE (HB 20/12/13 9.7). NON RIESCE AD ALZARSI DAL LETTO PER X IMPOSSIBILE E APPOGGIO SU BRACCIO SIN PA 130/80 CUORE TONI AR. S-S 2-3/6. TORACE MV. BASI NON LIBERE COME PER LIEVE VERSAMENTO PLEURICO A DX.

Diagnosi
CARCINOMA UROTELIALE DI ALTO GRADO RECIDIVO ANEMIA SIDEROPENICA AD PAERDITA FAP CRONICA SITI DI FRATTURA SCOMPOSTA OMERO SIN CARCINOMA PROSTATICO SINDROME DELLE GAMBE SENZA RIPOSO

Terapia
UTIROX 50 1C/DIE. CARIOASA 1C/DIE.
AVODART 1C/DIE. SERENASE 8 GTT S/O,
DYDROGIL 20 GTT X2, CITALOPRAM 8 GTT
CONTRAMAL 5 GTT X3 FERROGREEN 1 FLAC/
DIE, MADOPAR 250 1C/DIE, ISOCOLOAN 2/DIE

Commento: l'anamnesi si dilunga su particolari superflui,
così come è di scarso interesse il trasferimento da un re-
parto di ortopedia alla Geriatria.
In esame obiettivo vi è il rilievo sostanziale: "non riesce
ad alzarsi dal letto", ma deve essere confermato da specialista (Fisiatra ad esempio). I soffi sistolici e il "lieve
versamento pleurico > dx" devono essere supportati da
diagnosi specialistica. In diagnosi manca la possibile "sindrome da allettamento" (se esistente).

Anamnesi

APR: IPERTENSIONE ARTERIOSA, IPOACUSIA, ARTRALGIE ALLE MANI IN ARTROSI DEFORMANTE, PROLASSO E INSUFFICIENZA MITRALICA. NEL 2006 LOBECTOMIA POLM. INFER. DX PER CA SPINOCELLULARE G1pT2N0M0. NEL 2008 CA BASOCELLULARE TEMPORALE SX. NEL 2012 RECIDIVA POSTEROBASALE DX+NODULI PARAVERTREBRALI A D9. NEL 2013 NSCLC AD ISTOLOGIA NON SQUAMOSA E INIZIA CHEMIO CON DISPLATINO E PREMETREXED. COMPAIONO POI 2 LESIONI NEL TRONCO CEREBRALE DX E NELL'EMISFERO CEREBELLARE DX SIMILI ALLE TORACICHE+OSTEOLISI A L1. COMPARSA DI 3 SECONDARISMI: 1 PONTOMESENCEFALICA, 1 PARASAGITTALE SX, 1 CEREBELLARE DX. PROSEGUE 6 CICLI DI CHEMIO+CYBERKNIFE ENFALICHE. ALTRI CICLI DI CONSOLIDAMENTO E NEL 2014 CISPLATINO+ALIMTA.

Esame obiettivo

ALLA TC LESIONE PARENCHIMALE A MARGINI SPICULATI AL SEGMENTO APICALE DEL LOBO INFERIORE SIN. IN ESITI DI LOBECTOMIA POLMONARE INFER. DX TESZUTO SOLIDO DISOMOGENEO PARAMEDIASTINICO-VERTEBRALE CON GROSSI TRALCI E BRONCHIECTASIE DA TRAZIONE. ESITI DI RESEZIONE ATIPICA AL

LOBO SUPER.DX E SUCCESSIVA RT. PLEURA FOCALMENTE ISPESSITA E CALCIFICA IN ESITI FIBROTICI BASALI DX. ESITI DI IDROPNEUMATORACE POSTEROBASALE DX E DI INFEZIONE DA ASPERGILLUS FUMIGATUS. ALLA TC ENCEFALO LEUCOENCEFALOPATIA SU BASE VASCOLARE CRONICA ALLA PET FOCALI IPERACCUMULI ALLA TESTA OMERALE DX E SULLA XI E XII VERTEBRA DORSALE+CAPTAZIONE SURRENALICA NEL 2013 CON RMN 2 LESIONI ENCEFALICHE CEREBELLARE DX E OCCIPITALE SX

Diagnosi
ADENOCARCINOMA MODERATAMENTE DIFFERENZIATO INFILTRANTE FRAMMENTI DI PARENCHIMA POLMONARE CON FIBROELASTOSI E ANTRACOSI. TTF-1+ CITOCHERATINA 7+; AUMENTATA LA GROSSOLANA LESIONE SOLIDA INFERO-POSTERIORE DX CON ESTENSIONE CRANIOCAUDALE DI 8 CM. E ANTEROPOSTERIORE DI 4 CM CHE RAGGIUNGE L'ILO CON EFFETTO RETRAENTE SULLE STRUTTURE ADIACENTI CON DIVERSE PICCOLE LESIONI SATELLITI. AREA DI RAREFAZIONE OSSEA A CARICO DI L1. ATTUALMENTE ADENOCARCINOMA POLMONARE STADIO IC PER POLMONE ED ENCEFALO CON 2 LESIONI NODULARI A DX NEL TRONCO CEREBRALE E ALL'EMISFERO CEREBELLARE. IPOACUSIA

NEUROSENSORIALE BILATERALE DI GRAVE ENTITA' (2-8000 HZ) VOCALE 90% a 60 dB. IPERTESIA ARTERIOSA CON PROLASSO CALCIFICO DELL'ANULUS NUTRALICO POSTER. E DEGENERAZIONE DELLE SEMILUNARI AORTICHE.

Terapia
NEULASTA 6 MG FL SC. – FOLIN GRAV CPR. – DOBETIN FL. – ZOFRAN 8 CPR – SOLDESAM GTT – GARDENAL 50 MG CPR – OMEPRAZOLO 20 MG CPR – PLASIL CPR – MYCOSTATIN SOLUZIONE – MOVICOL BUSTE – CLISMI S.O.

Commento: a fronte della puntigliosa e unga descrizione della neoplasia (che si sarebbe potuta limitare a: neoplasia polmonare con secondarismi ossei, cerebellari e occipitale in CT) la descrizione anamnestica insiste su aspetti "storici": ... poi compaiono 2 lesioni nel tronco cerebrale...
Manca completamente l'esame obiettivo: nelle neoplasie così avanzate è utile per il paziente (probabilmente in condizioni gravi) richiedere all'oncologo anche l'indicazione dell'indice di Karnofsky.
È corretta l'indicazione di ipoacusia e valvulopatia.

Allegato. Elenco dei dodici gruppi patologici
(DM 2 agosto 2007)

Insufficienzacardiacain IV classeNHYArefrattariaaterapia.
Diagnosi della specifica condizione patologica causa di
grave compromissione dell'autonomia personale.
Valutazione NHYA sulla base degli accertamenti effettuati e risposta ai presidi terapeutici.
2) Insufficienza respiratoria in trattamento continuo di
ossigenoterapia o ventilazione meccanica.
Diagnosi della specifica condizione patologica causa di
grave compromissione dell'autonomia personale.
Valutazione prognostica.
Valutazione della funzionalità respiratoria sulla base degli accertamenti eseguiti.
Indicazione di trattamento con ossigenoterapia o ventilazione meccanica in corso.
3) Perdita della funzione emuntoria del rene, in trattamento dialitico, non trapiantabile.
Diagnosi della specifica condizione patologica causa di
grave compromissione dell'autonomia personale.
Valutazione prognostica.
Indicazione di trattamento dialitico in corso.
4) Perdita anatomica o funzionale bilaterale degli arti superiori e/o degli arti inferiori, ivi comprese le menomazioni da sindrome da talidomide.
Diagnosi della specifica condizione patologica causa di
grave compromissione dell'autonomia personale.
Valutazione funzionale della menomazione con descrizione della concreta possibilità o impossibilità motivata
di utilizzo di protesi, ortesi e/o ausili.
5) Menomazioni dell'apparato osteo-articolare, non
emendabili, con perdita o gravi limitazioni funzionali
analoghe a quelle delle voci 2 e/o 4 e/o 8.
Diagnosi della specifica condizione patologica causa di
grave compromissione dell'autonomia personale.
Valutazione funzionale, sulla base degli accertamenti effettuati come alle voci 2 e/o 4 e/o 8.
6) Epatopatie con compromissione persistente del sistema

nervoso centrale e/o periferico, non emendabile con terapia farmacologia e/o chirurgica.
Diagnosi della specifica condizione patologica causa di grave compromissione dell'autonomia personale.
Persistente compromissione neurologica.
Referti di esami specialistici.
7) Patologia oncologica con compromissione secondaria di organi o apparati.
Diagnosi della specifica condizione patologica causa di grave compromissione dell'autonomia personale.
Stadiazione internazionale della specifica patologia.
Compromissione funzionale secondaria di organi od apparati.
8) Patologie e sindromi neurologiche di origine centrale o periferica, (come al punto 4). Atrofia muscolare progressiva; atassie; afasie; lesione bilaterale combinate dei nervi cranici con deficit della visione, deglutizione, fonazione o articolazione del linguaggio; stato comiziale con crisi plurisettimanali refrattarie al trattamento.
Diagnosi della specifica condizione patologica causa di grave compromissione dell'autonomia personale.
Valutazione prognostica.
Valutazione funzionale: tono muscolare; forza muscolare; equilibrio e coordinazione; ampiezza e qualità del movimento; prassie, gnosie; funzioni dei nervi cranici e spinali; linguaggio; utilizzo di protesi, ortesi e/o ausili.
9) Patologie cromosomiche e/o genetiche e/o congenite con compromissione d'organo e/o d'apparato che determinino una o più menomazioni contemplate nel presente elenco.
Diagnosi della specifica condizione patologica causa di grave compromissione dell'autonomia personale.
Valutazione prognostica
Compromissione funzionale di organo e/o di apparato, sulla base degli accertamenti effettuati.
10) Patologie mentali dell'età evolutiva e adulta con gravi deficit neuropsichici e della vita di relazione.
Diagnosi della specifica condizione patologica causa di grave compromissione dell'autonomia personale.
Valutazione prognostica.

Valutazione e descrizione funzionale: funzioni intellettive; abilità cognitive; abilità e competenze affettive e relazionali; autonomia personale; abilità e competenze di adattamento sociale.

11) Deficit totale della visione.

Diagnosi della specifica condizione patologica causa di cecità e conseguente grave compromissione dell'autonomia personale.

Valutazione funzionale: visus naturale e corretto in OO (spento, motu manu, ombra luce); ERG e PEV destrutturati; campo visivo binoculare inferiore al 3%, indipendentemente dal residuo visivo in OO o diagnostica con neuroimmagini.

12) Deficit totale dell'udito, congenito o insorto nella prima infanzia.

Diagnosi della specifica condizione patologica causa di sordità prelinguale e conseguente grave compromissione dell'autonomia personale.

Valutazione funzionale: esame audiometrico; impedenziometria; potenziali evocati uditivi.

Indice